奇跡の物質ALAの医療革命

札幌禎心会病院 脳腫瘍研究所所長
金子貞男

SB Creative

はじめに

ＡＬＡとの出合い

私はこれまで、脳神経外科医として多くの患者さんを診てきました。

「脳神経外科」は、医療全体の中では比較的狭い分野です。そのなかでも脳卒中、脊椎脊髄《せきついせきずい》疾患、脳腫瘍《のうしゅよう》などの領域があり、私は悪性脳腫瘍を中心に治療に携わってきました。

悪性脳腫瘍は、「手術」「放射線治療」「抗がん剤治療」が標準的な治療ですが、とくに手術では、どれくらい正確に腫瘍を切り取れるかが課題となっています。

しかし、これまでは手術の際に脳を見ても、それが正常な場所なのか、腫瘍ができている場所なのか、区別するのが難しいという事情がありました。そのため、正常な脳を取りすぎてしまうことや、逆に腫瘍を取り残してしまうことが日常的に起きていたのです。

結果として、悪性脳腫瘍の患者さんの中には、最善の治療を受けても、経過が思わしくなく、「次の誕生日」を迎えられない人が大勢いました。

ところが――。

ある国際学会で、画期的な研究結果が発表されました。

手術前に患者さんに「ある物質」を飲んでもらい、悪性腫瘍があると思われる箇所に光を当てると、正常な組織と腫瘍がはっきり区別できる。そんな夢のようなことが可能になるかもしれないという報告でした。

熟練の脳神経外科医だけではなく、誰が見ても一目で腫瘍の場所が特定できると聞くと「そんな方法があるわけないよ」と信じない医師もいました。

しかし、私はこの技術に可能性があると感じました。詳しくは本編でご説明しますが、今、脳神経外科ではこの方法が悪性脳腫瘍の摘出における標準的な治療のひとつになっています。もちろん、手術の成功率は格段に上がりました。

この技術を実現させた「ある物質」こそ、本書のテーマである「ＡＬＡ《アラ》」なのです。

私はＡＬＡに興味を持ち、調べていくうちに、専門家にたくさんのことを教えていただきました。

そもそも、ＡＬＡとは何なのか？

簡単に言うと、私たちの体内で日常的につくられている天然のアミノ酸で、細胞内のミトコンドリアという小器官でエネルギー生産を活発にする働きを担っています。

一般に、医療や科学技術の分野では、ひとつの発明や発見が起爆剤となって、その後に爆発的な進歩を遂げる現象が多々あります。ＡＬＡも、そのひとつだと言っていいでしょう。

ＡＬＡに秘められた無限の可能性

もともと、この物質が生物の代謝において重要な役割を果たしていることは、古くから知られていました。しかし、これだけ大きくクローズアップされるようになった背景には、ある出来事が関係しています。

1990年代後半に、埼玉県幸手市にあるコスモ石油の中央研究所が、発酵法によるALAの大量生産に成功したのです。

これが契機となり、ALA研究は爆発的な発展を遂げました。そして、さまざまな分野で応用されるようになったのです。

それまでALAは、高価な試薬品として代謝経路の解明に細々と利用されていたにすぎませんでした。ところが今では、悪性脳腫瘍、膀胱がん、子宮頸がん、肺がん、皮膚がん、乳がんなど、多くのがん治療の現場で効果を発揮しています。

また、糖尿病、内臓脂肪（脂質代謝異常症）、パーキンソン病、ミトコンドリア病、マラリア感染症、ニキビの治療のほか、最近では、長崎大学の研究チームがALAに新型コロナウイルスの感染抑制効果があることを発見し、話題になったばかりです。

それだけではありません。育毛や肌質改善、睡眠状態の改善、運動機能の維持にも良い効果が出ることがわかりました。

さらには、動物のエサや肥料に混ぜることで、動物や植物の成長を促す効果があることから、農業や畜産業、水産業の分野においても、農作物の増産や動物の健康維持の目的で活用されているのです。

ALAが健康寿命を延ばす

実は、ALAの活用が一番期待されているのは、生活習慣病やアンチエイジング（抗加齢）の分野かもしれません。

日本人の平均寿命は、医療の進歩や健康意識の向上で、今や80歳をゆうに超えるようになりました。

しかし、このことを手放しで喜ぶのは早いのです。大切なのは、平均寿命に到達するまで、心身ともに満足できる状態でいられることでしょう。

心身ともに元気で活動できる年齢――これを「健康寿命」と言います。

健康寿命は平均寿命と同じになるとは限りません。高齢になれば、ちょっとしたきっかけで動けなくなることもあるからです。

だからこそ、健康寿命を引き延ばすのは、私たちの喫緊の課題なのです。

健康寿命を延ばすことは、老化を食い止めることだと言えるかもしれません。

老化現象の本質はまだ十分に解明されていませんが、少なくてもエネルギーがなくなる（減る）ことが関係しているのは間違いありません。

そこで注目されるのがＡＬＡです。

ＡＬＡは私たちが体を動かすエネルギーのもとになる物質で、活力の枯渇を防ぐ働きがあります。その意味で、私たちがより良い老後を送るための強い味方になってくれるのです。

このように、多くの分野で期待されているＡＬＡですが、一般になじみがあるとはまだ言えません。私が本書を書こうと思ったのは、この物質の可能性と不思議な魅力を、たくさんの人たちに伝えたいと考えたからでした。そのため、医療や化学の専門知識がなくても理解できるように、できるだけ平易な言葉を用いるよう努めました。

本書をきっかけに、１人でも多くの方がＡＬＡに興味を持っていただけたら、著者としてこれほどうれしいことはありません。

2021年9月

金子貞男

――奇跡の物質ＡＬＡの医療革命　目次――

第2章　ＡＬＡを使ったがん治療の最前線

第３章　アンチエイジング・生活習慣病とＡＬＡ

第４章　広がるＡＬＡの可能性

本書は医師の知見と科学的根拠にもとづいて書かれておりますが、ＡＬＡの服用・塗布の効果を保証するものではありません。

掲載されている情報によって生じたいかなる損害についても、当社は責任を負いかねます。現在、病気の治療を行っている方や病気の心配があるという方は医師にご相談ください。

第1章

「ALA」とは
どんな物質なのか?

「ALA」とはどんな物質なのか

「はじめに」でも書きましたが、ALAは医療分野を中心に目覚ましい効果を上げている物質です。その効果についてご紹介する前に、まずはALAがどんな物質なのか、簡単にご説明しましょう。

ALAの正式名称は「5−アミノレブリン酸（5−ALA）」。ALAは「Amino Levulinic Acid」の略で、「エー・エル・エー」、あるいは「アラ」と呼ばれています。

ALAは自然界に広く存在しているアミノ酸のひとつです。

私たちの体の中にもあり、不足するとさまざまな問題を引き起こします。

そもそも、アミノ酸とは何でしょうか？

人間の体は脂肪や水分などでできていますが、左図にあるように、約2割はたんぱく質で構成されています。このたんぱく質の原料がアミノ酸です。

アミノ酸とたんぱく質

●■▲★
アミノ酸 → **たんぱく質をつくる有機化合物**

たんぱく質を構成する20種類のアミノ酸	
必須アミノ酸 体内で合成できない	**非必須アミノ酸** 体内で合成できる
9種類 例 リジン、トリプトファンなど	**11種類** 例 グリシン、アラニンなど

↓

たんぱく質

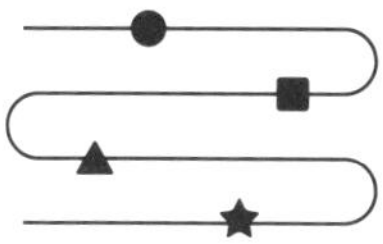

アミノ酸が数百以上
つながったもの

↓

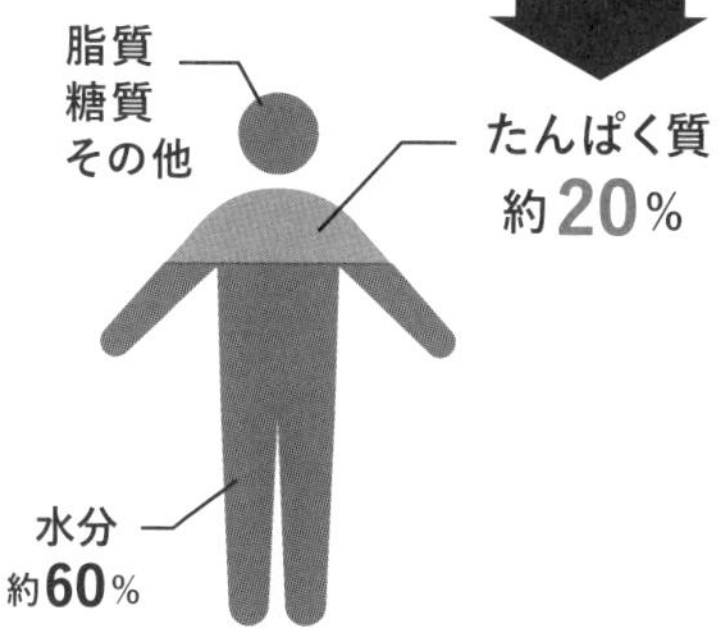

例外
たんぱく質を
つくらない

遊離アミノ酸
ALA
例 タウリン オルニチン GABAなど

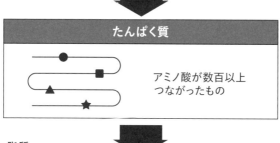

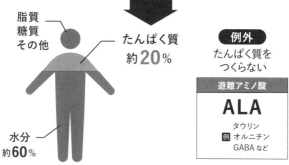

自然界に存在するアミノ酸は500種類以上。このうち、たんぱく質はわずか20種類のアミノ酸から構成されています。そのうち9種類が必須アミノ酸で、これらは体内では合成できません。

また、11種類は非必須アミノ酸と呼ばれ、これらは体内でつくることができます。サプリメントで名前をよく聞くのは、必須アミノ酸の成分でしょう。

先ほど、アミノ酸は「たんぱく質の原料」だと書きましたが、前ページの図の下にあるように、たんぱく質にならないアミノ酸もあります。これは細胞や血液中に蓄えられる「遊離アミノ酸」と呼ばれるもの。ALAは、この遊離アミノ酸の一種なのです。

ALAが秘める可能性

ALAの起源は非常に古く、地球上に生命が誕生したとされる30~40億年前まで遡《さかのぼ》ります。

今、このＡＬＡが世界的に注目を集めています。

ＡＬＡは、体内に取り込むことによって、がん、糖尿病、パーキンソン病、内臓脂肪（脂質代謝異常症）など、さまざまな疾病を改善できるという報告があります。

それだけではありません。疲労回復や睡眠の改善など、多くの人が健康的な生活を送るためのサポートをしてくれることもわかってきました。

さらにＡＬＡには、しわやニキビの改善、育毛の効果もあり、スキンケアやアンチエイジングの分野でも効果を上げています。

最近では、新型コロナウイルスの感染予防や重症化を防ぐ効果があるという報道があり、話題になりました。ＡＬＡはまさに無限の可能性を秘めた物質なのです。

ところで、みなさんの中にはこんな疑問を持たれる人がいるかもしれません。

そんなに優れた物質が、なぜ今まで使われてこなかったのか。

一言で言えば、それはＡＬＡがとても高価だったからです。

もともとＡＬＡは、一部の実験の試薬として使われていました。他に特別使いみちがなかったこともあり、一時期は、プラチナよりも高いと言われていたこともあります。

それが、大量生産されるようになり、事情が一変しました。

ＡＬＡは容易に手に入ることになり、今ではサプリメントとして薬局や通販サイトで購入できるまでになったのです。

エネルギーの工場――ミトコンドリア

ＡＬＡがどんな物質なのかをご説明する前に、体の中のある「しくみ」について語らなければいけません。それは、私たちの体の中で〝エネルギー〟がつくられるしくみです。

私たちが体を動かしたりものを考えたりするのに必要なエネルギーは、どこでつくられるか、ご存知でしょうか。

それは、細胞の中にある「ミトコンドリア」です。

ミトコンドリアの主な働きは、酸素を使ってエネルギーをつくること。

私たちが呼吸で取り込んだ酸素の90％以上はミトコンドリアで使われます。ミトコンドリアは、この酸素と食事によって得られた栄養素からエネルギーを生み出しています。その働きから、ミトコンドリアは「エネルギーの工場」と言われることもあります。

ミトコンドリアは、人間が誕生する過程で大きな役割を果たしました。

約15億年前、ミトコンドリアはもともとひとつの独立した細胞で、酸素を利用して呼吸によりATP※をつくり出すことができる、唯一のものでした。これをプロテオバクテリア（原核細胞）と言います。

一方、人間の大元の細胞は酸素を利用してATPをつくり出せない細胞（原始真核細胞）でした。

その後、2つの細胞が運命的な形で出合います。そして、ミトコンドリアのルーツであるプロテオバクテリアが、人間の大元である原始真核細胞の中に侵入して「仮住まい」を始めます。やがて、両者はウィンウィンの関係で共同生活をするようになり、プロテオバクテリアが進化を遂げて、現在のようなミトコンドリアになり、

※ 生物を動かすエネルギーを生み出すもの。詳しくは後述

ＡＴＰを大量に生産できるようになったと言われています。

ミトコンドリアの「ご先祖」を取り込んだことによって、人間の細胞は、酸素を利用してエネルギーを生産できるようになったというわけです。

エネルギーの通貨——ＡＴＰ

エネルギーがつくられるのは、細胞内のミトコンドリアであることがわかりました。では、このエネルギーとは、具体的にどんなものなのでしょう？

私たちが生きていくために不可欠なエネルギー。その供給源となるのが、呼吸によってつくられるエネルギー化合物「ＡＴＰ（アデノシン三リン酸）」です。

正式名称である「アデノシン三リン酸」の名の通り、ＡＴＰはアデノシンという物質に、３つのリン酸が結びついてできた化合物です。ＡＴＰは、リン酸がひとつ外れてＡＤＰ（アデノシン二リン酸）とリン酸に分解されるときにエネルギーを放出します。生物は、このエネルギーによって活動することができるのです。

ATPはエネルギーの通貨

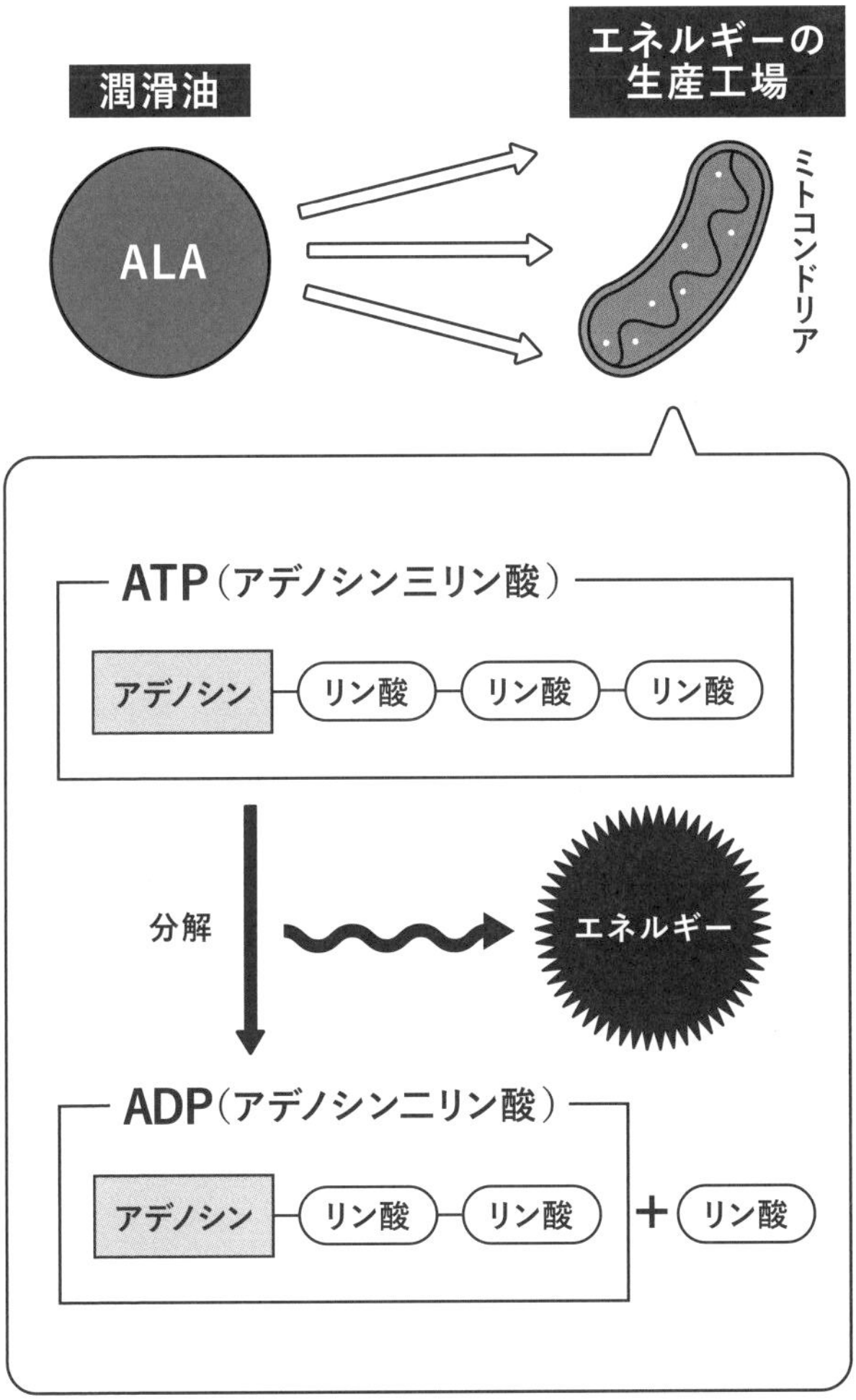

ＡＴＰは細胞内の化学変化や筋肉の収縮などさまざまな体内活動に使われますが、そのたびに必要なエネルギーを提供します。ＡＴＰが「エネルギーの通貨」と呼ばれるのは、このためです。

1日につくられるＡＴＰの総量は、のべ50～70kgと膨大ですが、すべて消費されてしまいます。もちろん、いくら消費されても、ミトコンドリアがエネルギーをどんどん生み出せば問題はないでしょう。

ところが、ＡＴＰは消費期限が非常に短いため、体の中に貯めておくことができません。そのため、必要に応じて常にミトコンドリアでつくらなくてはいけないのです。この過程において、ミトコンドリアを活性化させるのがＡＬＡです。

先ほど、ミトコンドリアはエネルギーを生み出す「工場」だと書きましたが、ＡＬＡはその生産力を高める「潤滑油」のようなものだと言えるかもしれません。

ＡＬＡは、このように細胞内で生物の活動に欠かせないエネルギーを増産することに直接関与しています。そうした意味で、「生命の根源物質」と呼ばれているのです。

ミトコンドリアを元気にするＡＬＡ

ＡＬＡが豊富に供給されている間は、ミトコンドリアは順調にエネルギーを生み出していきます。しかし、「潤滑油」がなくなれば工場のラインがうまく動かなくなるように、ＡＬＡが不足するとミトコンドリアのエネルギー生産量が減少してしまいます。

その結果、私たちの体には、「老廃物が溜まりやすくなる」「筋肉が弱くなる」「病気にかかりやすくなる」「代謝が低下する」「体温が下がる」といった、病気や老化現象が見られるようになります。

こうした不具合の原因はさまざまですが、いずれにせよ、不足しているＡＬＡを補ってミトコンドリアが元気になれば、エネルギー不足が解消されて再び体の活力が戻ってきます。このことから、ＡＬＡは人間が生きていくために必要なエネルギーをつくる大元の物質だと考えられているのです。

最近では、ミトコンドリアの数を増やすことで健康になろうという「ミトコンドリア健康法」なるものが注目されているようです。その多くは、筋トレをしたり、カロリーを抑えた食事を取ったりといったオーソドックスなものです。

もちろん、そうした努力も大切なのですが、ミトコンドリアの数はALAを摂取することで、比較的容易に増やすことができるのです。

ALAは出世魚？

では、ALAはミトコンドリアの中でどのように変化していくのでしょうか。

ALAは、ミトコンドリアの中でグリシンとスクシニルCoA《コエー》という2つの物質からつくられます。グリシンはコラーゲンを構成するアミノ酸、スクシニルCoAはクエン酸回路※（TCA回路）を構成する物質です。

このようにして生まれたALAは、一度ミトコンドリアの外に出ていきます。

そして、細胞内で化学変化を経て、何種類かの「ポルフィリン」という物質に変化し、再びミトコンドリアに戻ってきます。そして最終的に「プロトポルフィリン

※脂質、糖質、たんぱく質の3大栄養素をエネルギーに変換するために重要な役割を果たす回路。3大栄養素が分解されて、さまざまなプロセスを経てミトコンドリアに入ると、クエン酸回路はそれらを電子伝達系に渡す。電子伝達系はATPを生み出している。

ALAはミトコンドリア内でどう変化する？

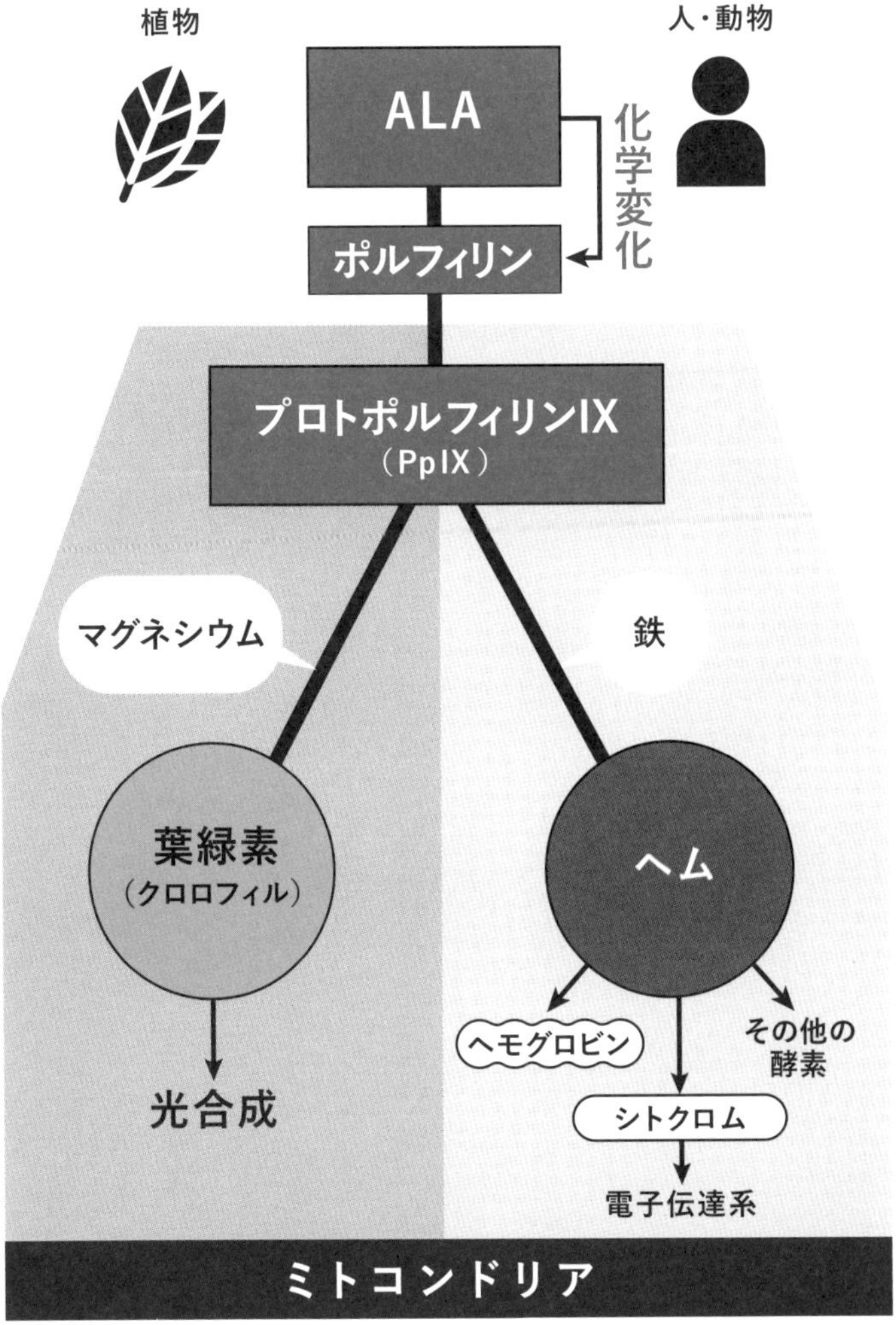

Ⅸ（ＰｐⅨ）」に変わります（難しい言葉が続きますが、もう少し我慢してください）。

プロトポルフィリンⅨに鉄がくっついてできたのが「ヘム」という物質です。

ちなみに、このプロトポルフィリンⅨは、植物の細胞の中ではマグネシウムとくっついて、「クロロフィル」という物質になります。

クロロフィルと聞いて「？・」と思った人も、葉緑素のことだと言えばわかるかもしれません。葉緑素は、植物が光合成をする上でなくてはならない物質です。

名前を変えながら変化していくＡＬＡは、まるで出世魚のようです。

もちろん、みなさんがこのプロセスを覚えておく必要はありません。

ただし、「プロトポルフィリンⅨ」と「ヘム」は、これから先の説明でも繰り返し出てくる重要な成分ですから、忘れないでください。

プロトポルフィリンⅨとヘムの特徴

プロトポルフィリンⅨとヘムに関する知識は、これからＡＬＡのお話を進める上で最も大切な内容になります。ここでは、２つの物質の特徴について詳しくご説明しましょう。まずは、プロトポルフィリンⅨです。

①蛍光反応を示す

ＡＬＡが変化したプロトポルフィリンⅨに一定の光を当てると、赤い蛍光（肉眼で見られる）が発生します。

②細胞を殺す

さらに光を当てると、細胞内の酸素が活性酸素（↓36ページ）に変化し、その細胞を殺します。

一方、プロトポルフィリンⅨが鉄と結びついたヘムには、次の３つの特徴があります。

①酸素を運ぶ

ヘムは「グロビン」というたんぱく質と結合して、「ヘモグロビン」になります。ヘモグロビンは血液中の赤血球に含まれていて、全身に酸素を運搬すると同時に、二酸化炭素を肺に運び、排出する働きをします。血液が赤いのは、ヘムが赤い色素を持っているからです。

②エネルギーをつくる

ヘモグロビンにならなかったヘムは「シトクロム」というたんぱく質になり、生命エネルギーをつくる手伝いをします。具体的には、電子伝達系というＡＴＰの「製造所」で、細胞にエネルギーを提供する働きをします。このことからわかるように、シトクロムは私たちがＡＴＰのエネルギーを生み出すときに、なくてはならない物質なのです。

シトクロムは、他にも代謝水（↓１２４ページ）を生成して体内の水分を保持する働きや、たんぱく質を活性化させることによって体温を維持する働きがあります。

③解毒する

さらにヘムは、カタラーゼとP450という酵素になり、それぞれが解毒作用を行います。

カタラーゼは過酸化水素という毒を水と酸素に分解します。P450は肝臓で解毒作用を行います。

ALAは加齢とともに減っていく

私たちの体の中にあるALAは、約90％が体内でつくられており、残り10％は食物から摂取されています。

では、体の中ではどれくらいの量がつくられるのでしょうか。

人間の体（成人男性）に存在するALAは約4㎎と言われていますが、次々に壊れていくヘムを補充するために、1日1・6〜3・7gものALAがつくられると言われています。

ALAの1日の生産量の変化

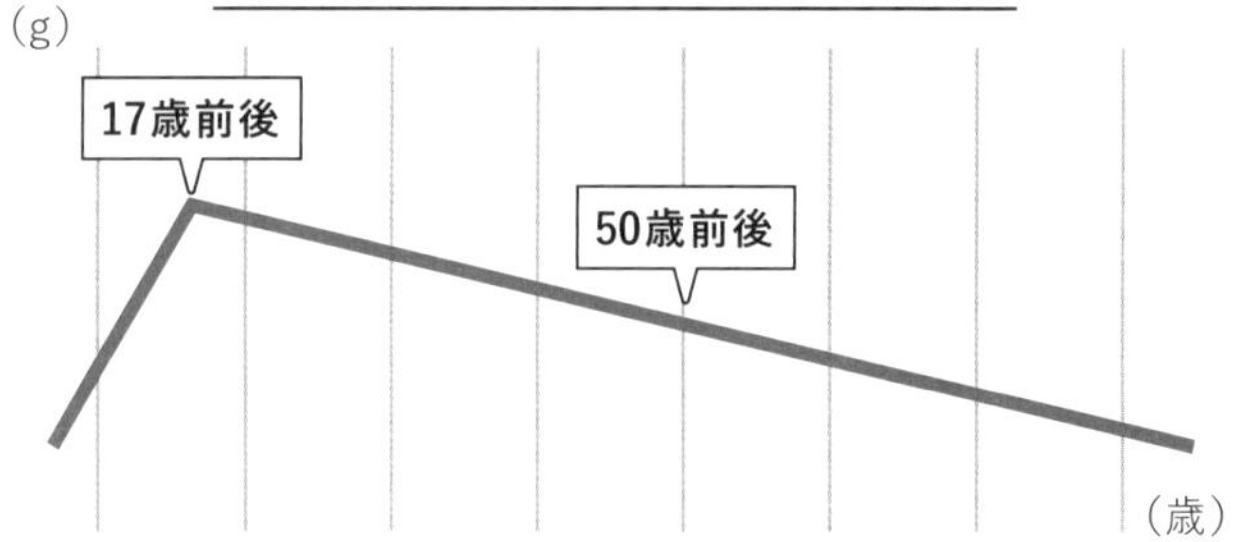

体内で生産されるALAは50歳前後になるとピーク時(17歳前後)の5分の1程度に減ってしまう。

さらに重要なのは、ALAの生産量が、年齢とともに減っていくという事実です。

上の図をご覧ください。

ALAが1日につくられる量のピークは17歳前後。この頃から生産量が徐々に減っていき、50~60歳になるとピーク時よりかなり減少してしまいます。

減少の原因は、加齢だけではありません。睡眠不足や過労、ストレス、運動不足や飲酒、喫煙、食生活の乱れによっても減っていくことがわかっています。

ALAが減ればミトコンドリアの働きが悪くなりますから、エネルギーの量も減り、疲れや老化がますます進むという悪循環に陥るのです。

そうなると、ＡＬＡを「外部」から取り込めばいいのではないかと考えるかもしれません。

実際、不足したＡＬＡは、食べ物から摂取することもできます。

食物から得られるＡＬＡは、１日約２㎎と言われています。

含有量が多いのは、タコ、イカ、バナナ、ピーマン、ほうれん草、巨峰、など。また、黒酢やワイン、日本酒、納豆、醤油などの発酵食品に多く含まれているのも特徴のひとつでしょう。

なぜ、日本酒にＡＬＡが多く含まれているのか、疑問に思って調べてみたことがあります。

日本酒は、米・水に麹菌、酵母菌を加えてつくられますが、このときの水は鉄などのミネラルが含まれていない「真水」が使われます。菌によってつくられたＡＬＡは、鉄がない状態ではヘムに変化することができません。そのため、日本酒には多くのＡＬＡが含まれているのです。

このように、ＡＬＡはさまざまな食品から摂取することが可能ですが、一方で、1日に大半の量が尿などによって体外に排出されることがわかっています。日々失われていくＡＬＡを補充するのは、簡単ではありません。たとえば、ほうれん草なら12kg、ワインなら1ℓの分量が毎日必要になりますから、単純に食べ物だけに頼るのは難しいでしょう。

余談ですが、フランス人は、1人あたり年間67ℓのワインを飲み、肉の消費量も世界でトップクラスなのに、心臓病による死亡率が低いという報告があります。これを「フレンチ・パラドックス」と言います。

もしかしたらワインと牛肉でＡＬＡをたくさん摂取していることが関係しているのかもしれません。

今のところ、ＡＬＡを摂取するには、サプリメントの利用が一番手軽で効率的な方法だと言えるでしょう。

食物の中に含まれるALA

品目	ALA（μg／100g）
黒酢	150
ワイン	110 ～ 173
タコ	78.4
日本酒	70 ～ 353
イカ	38.4
バナナ	31.6
納豆	25
醤油	22
ソース	21.2
ピーマン	18.1
ほうれん草	13.8
巨峰	13.6
牛挽肉	9.8
トマト	9.8
ジャガイモ	7 ～ 9
豚挽肉	5.6
春菊	5.2

出典：「第2回ALAサイエンスフォーラム活動レポート（一部改変）」

ＡＬＡはなぜ注目されたのか？

では、ＡＬＡはどのような経緯で注目されるようになったのでしょうか。

きっかけは除草剤の開発

ＡＬＡの研究は、１９８４年に植物の「除草剤」の分野でスタートしました。細胞に取り込まれたＡＬＡは、ミトコンドリアでプロトポルフィリンⅨに変化する。このことは、すでにご説明した通りです。

ある研究で、このプロトポルフィリンⅨに光を当てると活性酸素が発生することがわかりました。活性酸素とは、他の物質を酸化させる力を持った酸素のこと。ちなみに殺菌消毒薬のオキシドールには活性酸素の酸化力が使われています。

この活性酸素の力を応用して、除草剤の開発が行われました。

ＡＬＡを含んだ除草剤を農耕地に撒《ま》くと、その一帯から生えてきた雑草の中にはプロトポルフィリンⅨが生成されます。この状態で雑草に日光が当たると、活性酸素ができて細胞を殺してしまう（自滅する）のです。開発が成功すれば、他の除草剤に比べて環境や人体に与える害が少ないので、「夢の除草剤」になると期待されていました。

しかし、問題があったのです。

この除草剤を利用するためには1haあたり1kgと大量のＡＬＡが必要でした。他の除草剤に比べると費用対効果が非常に小さく、除草剤としての利用は難しいと判断され、研究は中止されました。

ところが、その研究の過程で意外な事実がわかりました。ミネラルを含んだＡＬＡを利用したり、ＡＬＡの量を少なくしたりすると、植物を枯らすのではなく、逆に成長を促進する効果があるというデータが得られたのです（詳細は後述）。

このことから、ＡＬＡを使った植物の成長促進剤が商品化されました。

ＡＬＡの量産化が実現

植物の成長促進剤が商品化された背景には、ある出来事が関係しています。ＡＬＡの量産化です。ＡＬＡの大量生産が成功したことにより、製造コストが大幅に下がったのです。

大量生産を成功させたのは、コスモ石油でした。

コスモ石油では、１９８０年代後半に事業の多角化を推進し、バイオテクノロジーの研究に乗り出しました。その過程で、ある職員がＡＬＡの持つ特徴に注目したのが本格的な開発の始まりだったそうです。

それまでＡＬＡは化学的な合成方法によって製造されていましたが、その製造法ではコストが高くなるため、開発はあまり進んでいませんでした。

しかし、コスモ石油の研究陣が、酒や醤油をつくるのと同じ発酵法でＡＬＡを製造することに成功したのです。

ＡＬＡが大量生産できるようになり、医療分野のみならず、農業や漁業など、あらゆる分野での研究開発が一気に進みました。ちなみにＡＬＡの大量生産を成功させたのは日本だけです。

現在、工場ではバクテリア（光合成細菌）を増殖させてＡＬＡをつくり、完成後はそのバクテリアを分離させて不純物を除去した後、精製するというステップを採用しています。

ポルフィリン症の研究とＡＬＡ

医療の分野では、当初、ポルフィリン症という病気が研究の対象になっていました。ポルフィリン症は遺伝性の疾患で、10万人に数人がかかるというまれな疾患です。

ＡＬＡはヘムになるまで何段階かのプロセスを経て化学変化をしますが、ポルフィリン症はこのとき必要となる酵素が不足している人が発症します。

ＡＬＡがヘムにうまく変化しないと、細胞の中にポルフィリンが溜まっていきます。これが問題を引き起こすのです。

たとえば「皮膚ポルフィリン症」では、皮膚細胞に蓄積した特定のポルフィリンが、日光の紫外線を浴びることで毒素を出し、日光過敏症や肝障害を引き起こします。そのため、ポルフィリン症の患者さんは、日光をさえぎるために全身真っ黒の服を着て、黒い頭巾をかぶらないと外に出られません。

日光に当たると、なぜ皮膚が傷つくのか。

実はそのしくみはよくわかっていませんでした。ところが、ＡＬＡを利用してポルフィリンがつくられるしくみが解明されたことから、研究が一気に進んだのです。

光を当てると赤く反応

医療の分野では、ＡＬＡの「ある特徴」が注目されていました。前述した、プロトポルフィリンⅨに一定の光を当てると赤い蛍光を発するという作用です。

詳しくは2章でふれますが、１９９４年、ドイツではこの作用を利用し、ＡＬＡを使った膀胱がんの診断の研究が行われていました。

1997年以降、日本でもこの作用が脳腫瘍に応用されています。

現在、医療分野だけでなく、さまざまなジャンルでALAが応用されているのは、これまで述べてきた通りです。

最近では、NHKのテレビ番組やYouTubeのエンタメ動画でも取り上げられており、その可能性はますます注目されています。

ＡＬＡの応用分野①
体質改善のためのサプリメント

ここまで、ＡＬＡのしくみと注目されるようになった背景について、ご説明してきました。ここからは、実際にどのような分野で応用されているのか、その一端をご紹介したいと思います。

ＡＬＡは、私たちにとって、あらゆる活動の基礎となる成分です。その点に着目し、体質改善のためのサプリメントがいくつか開発されてきました。このなかで、慢性疲労、不眠を解消するサプリを取り上げます。

疲労感が軽減される

厚生労働省が行った「２０１９年　国民生活基礎調査」によると、12歳以上で日常生活での悩みやストレスが「ある」と答えた人は47・9％、「ない」と答えた人が50・6％となっています。

悩みやストレスがある人の割合を性別で見ると、男性43・0％、女性52・4％で、年齢別では男女ともに30代から50代が高くなっています。

つまり、学生も社会人も、約半数の人がストレスを抱えて生活しているということでしょう。

ストレスは疲労に直結します。

「疲労」と一口に言っても、人間関係のストレスだけでなく、パソコンやスマホの見すぎで目や肩に疲労感を覚える場合もあるでしょう。

いずれにせよ、「最近、疲れやすい」「疲れが全然取れない」と感じている人は、もしかしたらミトコンドリアの働きが低下しているのかもしれません。

ここでおさらいです。ミトコンドリアは、エネルギーの供給源ＡＴＰを生み出す「工場」でした。

ＡＬＡはその「工場」の機能を高める「潤滑油」ですから、ＡＬＡが豊富にあればあるほど、ミトコンドリアは順調にエネルギーを生み出すことができます。

ですから、ミトコンドリアの働きが悪いのは、ＡＬＡが不足しているからだという見方もできるでしょう。

ミトコンドリアの機能が低下すると、エネルギーの生産力が落ちて、少しの運動でも疲れやすくなってしまいます。また、新陳代謝も悪くなり、溜まった疲れを回復するのが遅くなるという悪循環に陥ります。

広島大学で行われた実験では、日常的に身体的疲労感を持つ人たちにＡＬＡを8週間連続して経口摂取（口から飲むこと）してもらいました。

すると、「全体的な疲労感」と「仕事による疲労感」などの数値が、プラセボ（偽薬）を飲んだ人に比べて大きく低下しました。

また、「疲労―無気力」「抑うつ―落ち込み」といったネガティブな感情について、ＡＬＡを摂取した被験者には有意な低下が認められました。

とくに「怒り―敵意」という項目では、数値が大きく減少する結果が出ています。

実験から、ＡＬＡを投与することによってミトコンドリアの数が増加し、ＡＴＰ

が増産されることが証明されました。この結果が、慢性的な疲労感やストレスの減少に関与したと考えられるのです。

ＡＬＡをサプリメントで補うことによって、現代人は疲労ともっと上手につきあっていけるのではないでしょうか。

睡眠の質も改善

第３章で糖尿病に関する臨床研究をご紹介しますが、その研究過程で、ＡＬＡが睡眠の質の改善に効果があることがわかりました。

実験中にＡＬＡの入った薬を飲んだ被験者が「ぐっすり眠れた」と報告したので、「ひょっとしたらＡＬＡは睡眠を促すのではないか？」という仮説が立てられ、実験が行われることになったのです。

47ページのグラフを見てください。

上はＡＬＡが含まれていないプラセボ（偽薬）を投与したグループ、下はＡＬＡ

に鉄（クエン酸第一鉄ナトリウム）を加えたものを50㎎投与したグループです（被験者はいずれも20名）。

なお、グラフの縦軸の数値（PIRS－20スコア）は、低ければ低いほど睡眠の質が良いことを示しています。

両者の睡眠の質を比較したところ、後者のグループは、ALAを服用した6週間は睡眠の質が良くなったものの、服用を中止した後は睡眠の質が悪化し、元に戻ってしまいました。

一方、ALAを服用しなかったグループは、とくに何も変化は起きませんでした。

睡眠には「メラトニン」というホルモンが関係しています。

メラトニンは、「体内時計ホルモン」とも呼ばれています。

私たちの体内では、夜、暗くなるにつれてメラトニンの分泌が増え、それに伴って脈拍や体温、血圧などが低下します。これが眠気を感じるしくみです。

次に、朝起きて太陽の光を浴びると、その光は目を通じて脳に届きます。その光を松果体という脳の中央にある組織が受け取ると、メラトニンの分泌が止まります。

ALAと睡眠

プラセボ群

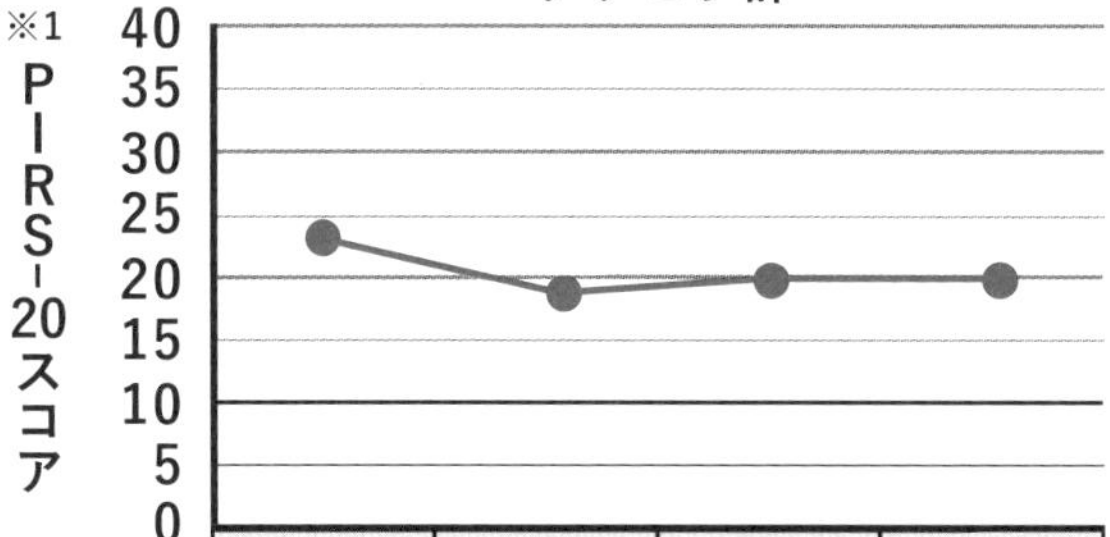

	摂取時間	3週目	6週目	10週目
平均	22.45	19.05	19.95	19.95

ALA50mg群

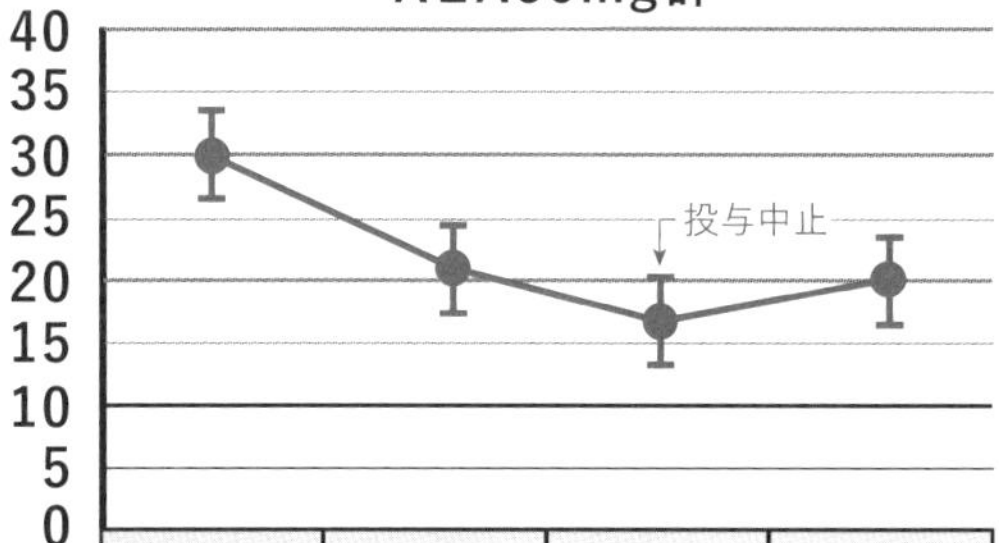

	摂取時間	3週目	6週目	10週目
平均	29.95	21.01	16.10	20.65

ALAを含まないプラセボ（偽薬）を投与した群、ALA+FCS※2を投与した群（いずれも20名）を比較。後者は6週目以降、投与を中止した。

※1 睡眠の質に関する指標。数値が低いほど睡眠の質が良いことを表している。
※2 クエン酸第一鉄ナトリウム。

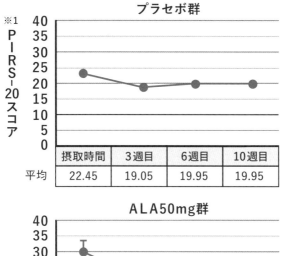

このように、メラトニンは、分泌の量によって覚醒（昼）と睡眠（夜）を切り替える「スイッチ」のような役目を果たしているのです。

日中に太陽の光を浴びないとメラトニンが分泌されないので、ベッドに入ってもなかなか寝付けません。これが不眠の原因です。現代人の多くは太陽の光を浴びず、寝る直前までパソコンを見たりスマホをいじったりして強い光を浴びているので、メラトニンがうまく生成されず、睡眠障害になっていると言われています。

メラトニンを体内でつくるには原材料であるセロトニンが不可欠ですが、ＡＬＡはこのセロトニンを増やす効果があると考えられています。

セロトニンが増えればメラトニンも増え、昼と夜の区別がきちんとできるようになります。これが良質な睡眠につながるのでしょう。

いわゆる睡眠導入剤（睡眠薬）の中には鎮静作用を持つものが多いので、寝る前に飲めばすぐに効きます。

ただし、副作用が強く、ふらつきや記憶障害が起きるほか、依存性があるという報告もあり、気軽に飲めるものではありません（睡眠導入剤は医師の処方が必要）。

一方、ＡＬＡの睡眠サプリメントは睡眠導入剤と違っていつ飲んでも構いません。ある程度の時間をかけて、体を「メラトニンがつくられやすい体質」に変えるので、飲んですぐに劇的な効果が現れるわけではないからです。

実際、ＡＬＡの睡眠実験でも、３週間を過ぎてから数値が良くなっていきました。みなさんの中でも、よく眠れるように試してみたいという人がいると思いますが、効果が現れるまでは少し気長に様子を見てみるとよいでしょう。

マラソンランナーのパフォーマンス向上

スポーツの世界でもＡＬＡは注目されています。

ＡＬＡと鉄を服用すると、細胞内でヘムが大量につくられます。その結果、血中のヘムが増え、酸素が筋肉に大量に運ばれることで筋肉の疲労が少なくなるのです。同時に、ヘムの代謝が進むとシトクロム、電子伝達系の働きが活発になり、ＡＴＰが増産されます。これによって、細胞が活性化することもわかりました。

このしくみは、マラソンランナーのパフォーマンスの向上に役立てられています。マラソンのトレーニングメニューの中でも、酸素の薄い「高地」でのトレーニングは一般的なものでしょう。このトレーニングでＡＬＡを服用すると、少ない酸素量でも平地と同じ運動量で走れるようになるという研究結果があります。

また、乳酸は疲労のもとになる悪い物質だと以前は思われていましたが、最近の研究では、乳酸はミトコンドリアのエサ（エネルギー）になることがわかりました。

乳酸は糖を分解するときに出る物質で、筋肉の中の「速筋」でつくられます。速筋とはすばやく収縮する筋肉のこと。これに対してゆっくり収縮する筋肉を遅筋といいます。

遅筋の細胞にはミトコンドリアが存在し、乳酸をエサのように吸収してエネルギーにするのだそうです。筋トレを重ねて乳酸の量が増えると、ミトコンドリアも増えていくことがわかってきました。ミトコンドリアが増えて多量のＡＴＰがつくられると遅筋※の持久力が上がり、鍛えられるというしくみです。

ＡＬＡの服用はドーピングとは無関係なので、今後は多くのマラソンランナーが

※ 遅筋は持続的な運動を行うときに使われる。

使用することも考えられるでしょう。

サッカーやバスケットボールのような運動量の激しいスポーツでもＡＬＡは効果があると言われているので、いずれオリンピック選手がパフォーマンスを向上させるためにＡＬＡを飲む日が来るかもしれません。

＊＊＊

サプリメントは効き目が緩やかな分、副作用がほとんどないので、若い人から高齢者まで安心して利用できるのが特徴です。ただし、薬と違って劇的な効き目があるわけではないので、体質改善のためには長期間服用するのが基本です。

また、製品によっては、ＡＬＡ以外の成分が含まれていたり、ＡＬＡの量が異なっていたりするので、自分の症状に合わせて選ぶとよいでしょう。

ＡＬＡの応用分野②
農業／畜産業／水産業

ＡＬＡは医療以外の分野でも、私たちの生活に深く関わっています。

たとえば、植物の肥料。

ＡＬＡの入った肥料はいくつかの会社で開発され、すでに市販されています。

農家を対象にした業務用品だけではなく、家庭のガーデニング用肥料もあるので、みなさんの中にも使ったことがあるという人がいるかもしれません。

ここでは、農業を中心にＡＬＡの応用状況を紹介します。

植物の成長促進

ＡＬＡの植物への応用は、前述したように除草剤の開発からスタートしました。

植物に外部から多量のＡＬＡを投与すると、植物細胞は短期間にプロトポルフィリンⅨを蓄積します。そしてプロトポルフィリンⅨがミトコンドリアに十分溜まった状態で光（太陽光）を当てると、活性酸素が発生して殺草作用が生じます。

他の除草剤と比べると、効果が緩やかで安全性も高かったのですが、すでに述べたように、ＡＬＡを大量に投入しなければ効果が出ないので、実用化は見送られました。

この研究の過程で、偶然、ミネラルを含んだＡＬＡや低濃度のＡＬＡに植物の成長を促進する作用があることが発見されます。

コウシュンシバという芝生の芝に１００ｐｐｍのＡＬＡを与えたところ、何も処理をしなかった場合に比べて、光合成の活動の数値が１・４倍も上昇したのです。

このことから、ＡＬＡを投与すると光合成が促進されることがわかりました。

これには、ミトコンドリアの中でＡＬＡがプロトポルフィリンⅨになり、そのプロトポルフィリンⅨがマグネシウムと結合してクロロフィルになった結果、光合成を起こす……というメカニズムが関係しています（↓28ページ）。

多くの植物は光合成によって生命を維持しています。

光合成は、みなさんもご存知のように、植物が太陽の光を浴びると水と二酸化炭素から炭水化物をつくり、その際に酸素をつくり出す働きのことです。

クロロフィルは光エネルギーを電子エネルギーに変換する役割を果たしており、光合成には欠かせない物質です。

ちなみに、プロトポルフィリンⅨは鉄とくっつくと赤くなりますが、マグネシウムとくっつくと緑色になります。植物の緑色はクロロフィルの色なのです。

現在、ＡＬＡを配合した肥料は、国内外の農業やガーデニングで使われています。

この肥料を使うと、すくすくと植物が育つだけではなく、緑色が濃くなり、野菜やコメの収穫量が上がることがわかっています。

この肥料はヨーロッパでも応用されており、トマト、ほうれん草、ニンジン、じゃがいも、リンゴなどの収穫量が10～30％もアップするほか、果物の糖度が上がったり、ホップの苦みが増したりすることがわかっています。

他にも、ＡＬＡを吸収した植物は、ストレスに対しても強い耐性があることがわかってきました。また、光があまり当たらない環境では、バラの落葉防止や観葉植物の成長促進が見られ、低温下ではイネの成長促進や生存率の上昇が見られました。

ALAで塩害を克服する

さらに、ある実験ではＡＬＡが「耐塩性」を向上させることがわかりました。これは、光合成が活発になったことで糖の濃度が高まり、浸透圧が上昇して塩の侵入を防いだのではないかと考えられています。

今、世界の農地の20％が塩害にあっていると言われており、さらに２０５０年までに世界中で推定50％の農耕地が塩害の影響を受けるという予測※データもあります。今後、ＡＬＡは、世界各地の塩害に悩まされている農地で活用されていくことになるでしょう。

ＡＬＡは肥料にとどまらず、世界の環境問題を解決する可能性を秘めているのかもしれません。

※ 加藤茂「われわれは塩を制御できる！」　日本海水学会誌2015　第69巻第5号

動物の免疫機能が上昇

畜産の分野では、２つの効果が報告されています。

ひとつは、ＡＬＡがへムに変化することで酸素の運搬機能が増強され、さらにＡＴＰも増産されるので、動物の生育に影響を与えるという効果です。

もうひとつは、ＡＬＡの投与で動物の免疫機能が上昇し、抗生剤を使用せずに生育力が増強される効果です。

後者の効果について、詳しく見ていきましょう。

現在、家畜の病気を防ぐため、あるいは成長を短期間で促進させるために、飼料に抗生物質を混ぜて食べさせることが一般的になっています（抗生物質入りの飼料は出荷７日前まで与えることが可能）。

抗生物質を使えば一度に多くの家畜を飼育できるというメリットがありますが、近年、抗生物質に対する耐性を持つ細菌が増え、耐性菌に感染する家畜が増えていることが報告されています。

「耐性菌」は、わかりやすく言えば薬が効かない細菌のことですが、すべての抗生物質が効かない「スーパー耐性菌」も誕生しています。

これは家畜の肉を食べる私たちにも影響すると見られており、厚生労働省のデータ[※]によれば、２０１３年の時点で耐性菌による死者は世界で年間70万人を超していることがわかっています。

免疫力が低下している人が感染すると、最悪の場合、死に至ることもあるので深刻な問題です。そのため、日本でも一部の抗菌薬の使用を禁止する動きが出ています。

しかし、ＡＬＡを配合した飼料は、前述したように抗生剤を必要としません。

また、ＡＬＡ自体も天然の物質なので、無害です。

ＡＬＡは、今後も安心・安全な食肉を提供するための希望の光となるでしょう。

ＡＬＡで栄養価の高い乳ができる？

では、家畜にＡＬＡを与えると、具体的にどんな効果があるのでしょうか？

※「家畜の抗菌薬、一部禁止　耐性菌が人に広がるリスク懸念」朝日新聞（2018年11月）

最近の研究によると、[※]ホルスタイン牛と豚の飼料にＡＬＡを混ぜて投与したところ、乳牛では乳成分のたんぱく質であるカゼインが、豚では乳たんぱく質と脂肪が増加するという結果が得られました。

牛乳はそのまま人間が飲みますが、豚は子豚に栄養たっぷりの乳を与えて、成長を促すことができます。

このように、ＡＬＡを取り込んだ家畜からは、栄養価の高い乳を得ることが期待できるわけです。

大きな子豚の秘密はＡＬＡにあり

別の研究では、授乳中の母豚の飼料にＡＬＡと鉄剤を配合して与えたところ、子豚の体重が増加しました。

豚の飼育において管理が最も大切な時期は、出生後から離乳までの時期だそうです。子豚は成長が著しく早いので、鉄欠乏性の貧血に陥りやすく、体重が増えない

※「５-ALAの応用研究～ SDGsへの挑戦」 生物工学会誌（第99巻） 2021年7月号 谷口慎、川﨑淨教

ことが多いとされています。

ＡＬＡを与えたことによって、子豚の免疫機能が高まり、体重が増えたと考えても、あながち誤りではないでしょう。

鶏卵の生産数が増える

ＡＬＡは鶏肉の生産過程にも使われています。

ブロイラー（短期間で出荷できる鶏）の飼料にＡＬＡを加えたところ、赤血球の増加や免疫系の臓器である胸腺の重量が増加する傾向が見られました。

それだけではありません。

ＡＬＡを与えなかったブロイラーに比べると、産卵率が上がったというデータも報告されています。

加えて、ＡＬＡを与えたブロイラーは、そうでないブロイラーよりＴ細胞（リンパ球の一種）関連の免疫機能が上昇し、その受容体である脾臓《ひぞう》のＣＤ３（Ｔ細胞の一種）、伝令RNA（DNAがもつ遺伝情報をリボゾームに伝達するリボ核酸）も上昇しました。

つまり、普通の鶏にALAを与えたところ、強くて卵を産みやすい鶏になったというわけです。

アユ、カンパチ、エビが大きく成長

水産業においては、養殖魚用の飼料が販売され、すでに実用化されています。

アユの飼料としてALAを与えて養殖したところ、投与後2カ月の時点で、はっきりと効果が出ました。

ALAを与えたアユは、与えなかったアユと比べると、16cm以上に成長した割合が15%も増加したのです。さらに選別時のストレスによる斃《へいし》死率が著しく改善されたという実験結果があります。

また、カンパチにALA入りのエサを与えたところ、明らかに体重が増え、血中

※ 動物が突然死すること。

ヘマトクリット値（血液中に占める赤血球の体積の割合）もアップしました。要するに、元気な体で大きく成長したということです。

さらに、２０１９年に開催されたアジア水産学会で、東京海洋大学がバナメイエビにＡＬＡを与えた研究結果を発表しました。

バナメイエビはスーパーでも手軽に買えるエビで、世界で最も多く養殖されているエビとして知られています。

ところが、ＥＭＳ／ＡＨＰＮＤ（早期死亡症候群／急性肝すい臓壊死病）と呼ばれる感染症が蔓延し、東南アジアの養殖池での生産量が激減しているのです。

そこで、バナメイエビにＡＬＡを混ぜたエサを2週間与えた結果、自然免疫が増強されて感染症に対する防御効果が高まることや、成長を促進する効果が出ることが明らかになりました。

近い将来、ＡＬＡで育てたバナメイエビが食べられる日が来るかもしれません。

以上、本章では「ＡＬＡ」に関する基本的な情報を解説してきました。

次章では、がんや脳腫瘍の治療の現場でＡＬＡがどのように活用されているか、見ていきましょう。

コラム1

「アラ」と言わないで！

本文でもふれたように、ＡＬＡは一般的に「アラ」と呼ばれています。

しかし、最初からこのように呼ばれていたわけではありません。

その裏事情についてお話ししましょう。

２００１年11月頃のことです。私は、金沢で行われたある学会で、ＡＬＡを使った悪性脳腫瘍の診断に関する報告をしました。

その中で、何度かＡＬＡのことを「アラ」と言いました。単純にローマ字読みをしただけで、何か特別な意図があったわけではありません。

報告が終わると、ひとりの男性が私を呼び止めました。

見ると、コスモ石油の社員の方でした。本文でもふれましたが、コスモ石油は20年以上ＡＬＡの研究を推進してきた企業で、当時も研究の最前線となっていました。そうした経緯もあり、ＡＬＡを治療に応用していた私とは親しい間柄だったのです。彼は、少し困った表情で私に言いました。

「金子さん、さっき、5-アミノレブリン酸のことを『アラ』と言ってましたよね？」

私はとっさのことだったので訳がわからず、聞き返しました。

「ええ、確かに言いました。それが何か？」

「申し訳ないんですが、『アラ』と呼ぶのはやめてもらえませんか」

「なぜですか？」

「いや、その、テロリストを連想させるような気がして……」


この言葉を理解するには、当時の国際情勢を説明する必要があるでしょう。

2001年9月11日に、アメリカで同時多発テロが起き、世間はイスラム系の過激派テロ組織の動向に敏感になっていました。テロリストによる自爆テロが、世界各地で頻発していたからです。

彼らは、テロを実行するときに「アラー・アクバル（神は偉大なり）」と叫ぶことが盛んに報道されていました。この言葉はイスラム教徒の祈りの言葉であり、決してテロリストだけが用いる攻撃的なフレーズではありません。しかし、当時はこの言葉とテロリズムが同一視されるような空気があったのです。それゆえ、ＡＬＡが「アラ」と呼ばれると、悪い印象がついてしまうのではないか。彼はそう危惧したのでした。

その思いは、我が子を思う「親心」のように私には感じられました。

以来、私はＡＬＡを「アラ」とは言わず、「アミノレブリン酸」あるいは「エー・エル・エー」と呼ぶようにしました。まわりにもそのように勧め、多くの友人も「エー・エル・エー」と言うようになったのです。

ところが、あるときテレビをボーッと見ていて驚きました。

コスモ石油の「アラちゃん」という、かわいい人形のキャラクターが登場したのです。

本文でもふれましたが、ＡＬＡは植物の成長を促すという特徴があります。

寒冷地や水の少ない過酷な環境下でも効果を発揮するため、砂漠の緑化にも貢献することがわかっています。

「アラちゃん」は、ＡＬＡの農業分野への活用をＰＲするため、テレビ画面の中で軽快な音楽にのって踊っていたのでした。

私はすぐに件の社員の方に連絡をしました。

「あれは何ですか？」

「いや〜、実は会社の方針でネーミングが決まってしまって……」

電話の向こうから、バツが悪そうな声が聞こえてきました。

今ではすっかり定着した「アラ」という呼び名ですが、その裏にはＡＬＡの研究者の深い情熱があったのです。

第2章

ALAを使った
がん治療の最前線

がんについての基礎知識

「はじめに」でもふれましたが、私はこれまで脳神経外科医として「悪性脳腫瘍《あくせいのうしゅよう》」の治療に従事してきました。

今、悪性脳腫瘍の診断・治療においても、ALAが大きな役割を果たしています。

悪性脳腫瘍は、脳にできた「がん」のことです。

そこで本章では、悪性脳腫瘍を中心に、がん治療の現場でALAがどのように活用されているのか、ご紹介します。

がんは遺伝子の異常

日本では、1年間に100万人以上の人が「がん」にかかっていると言われています。

がんには多くの種類がありますが、男性の場合には前立腺がんが最も多く、ついで胃がん、大腸がんの順です。

一方、女性の場合は乳房のがんが最も多く、ついで大腸がん、肺がんの順になっており、男性と女性では事情が異なっています。

ちなみに、脳腫瘍の患者は非常に少なく、がん患者の4～5％と言われています。

がんは、細胞の中の遺伝子の異常が積み重なることで遺伝子に傷がついて、細胞が異常に増殖し続ける病気です。これは、どのがんにも共通しています。

正常な細胞は、胃なら胃、肺なら肺の中で細胞分裂をして、新しい細胞と古い細胞が入れ替わることを繰り返しますが、がん細胞の遺伝子は、細胞分裂を制御する機能が壊れていて、うまく働きません。そのため、壊れたがん細胞が暴走して、どんどん増えてしまうのです。

ちなみに、英語でがんのことはcancer（カニ座）と言います。これは、古代ギリシャの医師ヒポクラテスが、切除したがんのスケッチの脇に「カニのような（カルキノス)」と書き記したことに由来していると言われています。

良性の腫瘍・悪性の腫瘍

細胞が異常に増えて塊《かたまり》になったものを「腫瘍」と呼びます。

腫瘍には、「悪性」と「良性」の2つがあります。

増殖のスピードが速く、無秩序に増殖して周囲の組織に染み込むように広がったり、他の臓器に移動したりするものが悪性腫瘍で、これがいわゆる「がん」です。悪性の場合には、早急な診断と治療が必要です。

一方、良性腫瘍は増殖のスピードがゆっくりで、悪い影響を及ぼすものはそれほど多くありません。

なぜ日本人にがんが多いのか

病気は人を選ばないと言われていますが、がんも例外ではありません。

アップル創業者のスティーブ・ジョブズ氏は、すい臓がんで亡くなりました。「知の巨人」と言われるほど博識だった立花隆氏も、膀胱がんと闘っていました。女子ゴルフの大山亜由美さんは、子宮がんのため25歳の若さで死去しています。

お金持ちでも知識があっても若くて体力のある人でも、がんを克服するのは難しいということでしょう。

一般に、日本人で一生の間にがんと診断される割合は、男性で65％、女性は50％で、男女いずれの場合も2人に1人ががんにかかると言われています。

しかし、視野を世界に転じると、少し事情が異なるようです。

欧米では、死因の1位は心臓病で、がんではありません。むしろ、ここ数年、欧米ではがん患者の死亡は5％ずつ減少しています。

これは30年前に比べてがんの死亡率が2倍になっている日本とは対照的です。

では、なぜ、日本ではがんになる人が増えているのでしょうか？

先ほど述べたように、がんは遺伝子の「異常」が積み重なることによって起きる病気です。

異常が起きる原因はさまざまですが、その多くは、生活に関わる炎症や化学薬剤、放射線など、「外」からの原因によって引き起こされます。その意味で、がんも生活習慣病のひとつだと言われています。

また、正常な細胞が分裂するときに一定の割合で起こる遺伝子の異常が原因となることもあります。これらについては、長生きすればするほど異常が起きる割合が増えるので、それだけがんになる確率が高くなると考えられるのです。

つまり、日本にがん患者が多い要因のひとつは「高齢化社会」にあると言えるでしょう。

ちなみに世界の高齢化率を比較すると、2020年度の統計※で65歳以上の高齢者が全人口に占める割合は、日本が28・4%、ドイツは21・7%、フランスは20・7%、イギリスは18・6%、アメリカが16・6%となっており、この数字からも日本の高齢化の突出ぶりがわかります。高齢化はがんを含めた多くの病気を引き起こす原因となっているのです。

※ 国際統計・国別統計専門サイト「GLOBAL NOTE」 <世界の高齢化率(高齢者人口比率)国別ランキング・推移>より。https://www.globalnote.jp/post-3770.html

がん治療の技術は、遺伝子療法や免疫療法など、素晴らしい発展を遂げています。しかし、決定打となる治療法は、今のところまだありません。現状では、すでに開発されている治療法をさらに発展させながら、新たな開発を推し進めていかなければならないのです。

脳腫瘍とはどんな病気なのか？

ここからは、私の専門分野である脳腫瘍についてご説明していきます。日本人で脳腫瘍を患う患者さんは、年間2万人前後。人口10万人あたり15～16人程度の発生率なので、比較的まれな病気だと言っていいかもしれません。

脳腫瘍は、映画やドラマ、小説で主人公が病死する場合のインパクトの強い病名としてよく使われてきました。そのパターンは、決まって激しい頭痛やけいれんが起きて倒れ、場合によっては幻覚や幻聴に悩まされた後、意識がなくなって死に至る、というものです。そのため、どうしても「不治の病」「悲惨」といった印象が強いようです。

確かにこれらは脳腫瘍によって起きる症状の一部ではありますが、フィクションの世界での画一的な扱われ方は、脳腫瘍を必要以上に「怖いもの」として世間に印象づけてしまいました。そもそも死に至るような悪性脳腫瘍は、脳腫瘍全体の30％以下なのです。

良性と悪性で異なる生存率

脳腫瘍とは、文字通り、脳に生じた〝できもの〟のことです。

脳の中の神経細胞や血管、脳を包む膜（髄膜《ずいまく》）などから発生し、その細胞の性質や形によって細かく分類されます。

冒頭で悪性脳腫瘍は脳にできた「がん」だと述べましたが、脳腫瘍には良性と悪性の2種類があるので、脳腫瘍のすべてががんだというわけではありません。

良性脳腫瘍の場合、腫瘍の部位によっては、身体の機能にさまざまな障害が起きることがありますが、手術で腫瘍をすべて切除できれば病気は完治します。手術後の5年生存率は90％以上です。

もちろん、脳の手術は非常に難易度が高いのですが、設備の整った病院で優秀な外科医が行えば不可能なことではありません。そういった意味では、取れば治る良性脳腫瘍は比較的単純なものと言えます。

良性脳腫瘍でも、症状がなければ他の腫瘍と同じように経過観察で様子を見るので、手術をする必要はありません。たとえば高齢の方に良性の脳腫瘍が発見されたとしても、寿命をまっとうするまでに症状が出ない可能性があるならば、積極的な治療をしないこともあるのです。

しかし、できた腫瘍が悪性の場合、治療の方法や生命予後（病気がその後の生命に与える影響）はまったく異なります。悪性度のレベルは何段階かありますが、最も悪性度が高い場合は、最新の治療を施しても、平均生存日数は16カ月前後といったところでしょう。

悪性脳腫瘍と診断されたら、多くの患者さんが次の誕生日を迎えられないことになります。悪性脳腫瘍はまだまだ難病のひとつなのです。

脳腫瘍で見られる症状

脳腫瘍の症状は大きく分けて2つあります。

ひとつは、腫瘍が頭蓋骨の内側を占領して頭蓋の内圧が高くなるために発生する「頭蓋内圧亢進《こうしん》症状」※です。

頭蓋内圧が高くなると、症状として頭痛、嘔吐、眼底が腫れることによる視力低下などが現れます（頭痛と嘔吐は朝方に多いことが特徴）。さらに進行して頭蓋内圧が高くなると脳ヘルニアという状態が起き、意識や呼吸の障害が出て、命に関わります。

もうひとつは腫瘍が発生した場所や、腫瘍によって圧迫される場所の機能に影響が出て起きる症状です。

手足の麻痺、感覚の障害、視野の障害、けいれん発作（症候性てんかん）、めまいなどさまざまです。右利きの人の多くは、左大脳の障害によって失語症（言語障害）が、また聴神経の障害によって耳鳴りや難聴が起きます。

これらの症状は、良性腫瘍も悪性腫瘍も基本的には変わりません。

ただ、良性の場合はゆっくり進行しますが、悪性の場合は急激に悪くなります。

※ 体の表面や腹部にできた腫瘍は、大きくなると表面が出っ張ったり、お腹が大きくなったりする。しかし、脳は頭蓋骨という硬い骨に囲まれているため、腫瘍が大きくなっても頭が大きくならず、代わりに頭蓋骨の中の圧が上昇する。これを頭蓋内圧亢進と言う。

これは、良性腫瘍の成長は遅いが、悪性腫瘍は瞬く間に大きくなるということを端的に表しています。

逆に言えば、成長が早いから悪性腫瘍だと言えるかもしれません。

悪性脳腫瘍の治療における課題

悪性脳腫瘍の標準的な治療は、他のがんと同様、手術、放射線、抗がん剤の3種類です。

脳腫瘍の治療が困難なのは、その場所が「脳」であるという点に尽きるでしょう。脳には私たちの体や精神を司る機能がすべて詰まっています。手術で脳腫瘍を摘出するにしろ、放射線を照射するにしろ、悪いところを全部取ればいい、あるいは脳全体に放射線を照射すればいい、というわけにはいきません。

必要以上に切除すれば、心身の機能に大きな影響を与えます。

また、脳全体に必要以上に放射線を照射すれば、放射線の影響で数年後には脳が萎縮し、認知症状態になったり寝たきりになったりする危険もあります。

抗がん剤についても、脳には血管と脳細胞の間にバリア（血液脳関門）があり、抗がん剤を受け入れない働きがあります。

悪性脳腫瘍の治療効果が上がらず、生存率が長年改善されなかったのは、このような治療上での限界があるためです。

悪性のがん細胞は正常な組織の中に潜り込んでいくように進行します。この状態を「浸潤《しんじゅん》」と言います。浸潤している部分では、がん細胞が活発に活動しています。たとえるなら、白いタオルに落とした青インクが、タオルの繊維に徐々に染み込んでいくような状態だと考えてください。

もしも正常組織の中に紛れ込んだがんをすべて切り取ろうとすると、正常な組織も一緒に切除することになるでしょう。その結果、手術後に正常組織の機能が失われてしまう恐れがあるので、脳の手術はとくに細心の注意を払わなければならないのです。

手術で解決すべき3つの課題

脳神経外科医として悪性脳腫瘍組織を正確に取り切る方法を考えましたが、そこには多くの課題がありました。

そもそも、手術で腫瘍を大きく摘出することによって、生存日数は本当に延びるのでしょうか？　この問題は脳外科医の間で長年の課題でした。

最近の研究で、脳腫瘍全体の95％以上を切り取り、その上で残った腫瘍の体積が10cc以下であれば、術後生存日数が確実に延びることが明らかになりました。見方を変えれば、脳腫瘍全体の95％未満しか切り取らず、10ccを超える腫瘍を取り残してしまえば、生命予後は手術をしないのとほとんど変わらないのです。

しかし、残念ながら、悪性脳腫瘍の場合、がん細胞を手術中に肉眼で正確に判別することは困難です。

整理すると、手術するにあたって解決すべき課題は次の3点になります。

課題①　手術中、肉眼で正常脳組織とがん組織の区別を明確にする
課題②　手術後の機能障害を最低限に抑える
課題③　正常細胞とがん細胞の混在部でがん細胞だけを死滅させる

私にとって、この３つの課題を解決するのがＡＬＡでした。
では、ＡＬＡが①～③にどのように関係するのか、順にご説明しましょう。

課題①　正常組織と悪性腫瘍の区別

まず、課題①についてのアンサーですが、これは「光線力学診断（ＰＤＤ：Photodynamic Diagnosis）」で解決できます。

光線力学診断とは、ＡＬＡを患者さんに服用してもらい、疑わしい部分に一定のレーザー光線を当てると、がん組織だけが赤い蛍光を発するので場所を特定できるという診断法です。この赤い蛍光は手術中に肉眼で簡単に確認できますから、がん組織だけを正確に切り取ることができます。

課題② 機能障害の回避

光線力学診断を使っても、「この赤い蛍光の発する部分を切り取って、本当に手術後に障害が出ないだろうか？」「多く切り取りすぎていないか？」と心配になることがあります。

手術後の機能障害をどうすれば防げるか、これが2つ目の課題です。

脳は「手足を動かす領域」や「言語を司る領域」など、場所によって機能が決まっています。※

手術でこれらの領域を切り取ったり、その神経繊維を切断してしまえば、手術後に手足の麻痺や言語障害などのトラブルが生じるでしょう。

この問題を解消するには、手術で切り取る前に、赤い蛍光が発せられている箇所の脳の機能を調べてから切り取ればいいという結論になりました。

たとえば、腫瘍が言語機能の近くにあるときには、患者さんが目を覚ましている状態で手術を行います。そして、切り取る予定の場所に電気刺激を与え、対話しながら手術を行えば、言語機能に問題がないことが確かめられます。

※ ドイツのコルビニアン・ブロードマンは、1909年に発表した論文で大脳のどの部分がどのような働きを司っているかを明らかにした。これを「ブロードマンの脳地図」と言う。

また、同じように、手足の動きを観察しながら手術をすれば、運動機能に問題がないことがわかります。これが課題②へのアンサーです。

「脳の手術をしながら患者と対話することなんてできるの？」と疑問に思う人がいるかもしれません。これは可能です。

アメリカの医療ドラマでも、脳の手術をしている患者さんが頭を開いた状態で医師と会話をしているシーンを見ることがあります。これは脳に痛覚がない（＝ふれても痛くない）からできることです。

実際、アメリカでは、てんかんや脳腫瘍の手術の際、全身麻酔をかけずに痛み止めの局所麻酔だけで手術が行われていました。それを参考にして、私たちも局所麻酔だけでがんの手術をすることにしたのです。

私たちは、１９９７年にこの手術を（北海道）岩見沢市立総合病院で麻酔科医の協力のもとに初めて行いました。

ＡＬＡの光線力学診断でがんの範囲を確認しつつ、運動中枢や運動繊維と思われる場所に電気刺激を与えます。すると、対応する筋肉がピクピクと動きます。

言語の機能については、言語中枢を電気で刺激しながら患者さんに物の名前を尋ねたり、こちらの言った言葉を復唱してもらったりして障害が出ていないかを確認します。ちなみに、言語中枢に電気刺激を与えると患者さんは突然話せなくなりますが、電気刺激は非常に弱く、手でさわっても何も感じない程度のものです。

もしも異常を確認したら、その部分は取らずに残します。この方法で安心して組織を切り取れるようになり、手術後の後遺症も減らせるようになりました。

課題③　正常細胞とがん細胞の混在部でがん細胞だけを死滅させる

脳の重要な機能を司っている部分や脳の深い部分にがんが広がっているために、すべてのがんの切除が難しいケースがあります。その場合に有効な治療が、ＡＬＡの光線力学療法（ＰＤＴ:Photodynamic Therapy）です。

光線力学療法とは、がん細胞に特殊なレーザー光を当て、ＡＬＡの化学変化によって、内部からがん細胞を死滅させる治療法のことです。

ある患者さんは、大学病院で手術、放射線、抗がん剤治療を受けて、８カ月後に再発。腫瘍の位置が言語中枢にかかっているので、もはや治療の施しようがないと言われ、私たちのところにやって来ました。そこで、手術でできる限りの腫瘍を切り取り、運動機能と言語機能に関わる部分に残っていたがん組織にレーザー光を当てて治療を施しました（当時はまだＡＬＡがなかったのでヘマトポルフィリンという光感受性物質を使いました）。

手術から数年以上が経ち、ひょんなことからこの患者さんに会う機会がありました。ＭＲＩ画像上の再発はなく、言葉の不自由さと軽い麻痺はありましたが、他は問題なく生活していることを知り、私たちはこの方法に自信を持ちました。

また、手術で脳の深い部位にある悪性脳腫瘍を切り取るには、正常な脳を切って腫瘍に到達しなければならないため、手術は不可能になります。

しかし、この場合でも光線力学療法は有効です。光線力学療法なら、外から組織を傷つけないので、安全に治療することができるのです。

なお、レーザー光線を頭から当てても腫瘍までは届きません。そこで、治療ではレーザー光線を腫瘍に直接当てるため、頭蓋骨に小さな穴を開けて直径０・５㎜程度の光ファイバーを通します。そして、光を誘導して悪性脳腫瘍組織を殺します。

ある総合病院から、治療を依頼された患者さんがいました。その方は悪性腫瘍が運動中枢の近くにあったため、リスクを回避するため、手術以外の方法をとることになりました。そこでヘマトポルフィリンを使った光線力学療法を試みたところ、治療直後に若干の麻痺が見られたものの、現在は完全に回復し、腫瘍の再発も認められていません。

なお、光線力学療法は、手術で取り残してしまった小さいがん組織の治療にも十分に有効です。

ALAによって延びた「生存率」

このように、ＡＬＡの光線力学診断と覚醒下での開頭手術、それに光線力学治療を組み合わせた治療は、患者さんがＱＯＬ（生活の質）を維持しつつ生存期間を延ばすためには非常に有効です。

ＡＬＡの光線力学療法で先行しているドイツでは、この一連の診断・治療がよく行われています。症例によっては、腫瘍を摘出しないでレーザー光を当てるだけで、数年以上も元気に生活している悪性脳腫瘍の患者さんが多数います。※

今まで20年以上も変わらなかった生存率が、ＡＬＡによって大幅に延長されたというのは、大きな希望だと思います。

悪性脳腫瘍は他のがんに比べて圧倒的に患者数が少なく、予後も悪いことから、研究が進まず生存率も上がらないという問題がありました。

しかし、患者数が少ないからこそ、１人ひとりの患者さんに対してじっくりと取り組むことができます。私は、さまざまな治療方法の中から、その患者さんに最も適した方法を選択し、複数の治療方法を上手に組み合わせれば、患者さんのＱＯＬと生命予後が改善されると信じています。

もし読者のみなさんが悪性脳腫瘍と診断されても、決してあきらめずに、効果のあるいろいろな治療法を選んでもらいたいと願っています。

※ この結果は「ランダム化比較試験」によるものではない。

ＡＬＡが医療現場に認められるまでの道のり

では、私がＡＬＡをどのように知り、どういったプロセスで悪性脳腫瘍の治療に導入したのか、その点をご説明したいと思います。

私は１９７０年に北海道大学を卒業して脳神経外科医の道を選び、そこで悪性脳腫瘍の研究を始めました。

その後、１９７９年にアメリカのオハイオ州立大学に留学し、ノーマン・アレン教授の「光を使った悪性脳腫瘍の治療（Phototherapy）」を初めて知りました。

これが前述の「光線力学療法」と呼ばれるものです。

光線力学療法は、がん細胞に特異的に取り込まれる物質を体内に投与し、その後、がん細胞にレーザー光を当てて死滅させる方法です。

その当時は光感受性物質として、ＡＬＡではなく、「ヘマトポルフィリン」というポルフィリン化合物を利用する研究をしていました。

留学中、光線力学療法の研究ができたのは帰国直前の数カ月だけでしたが、2年数カ月の留学を終えて、1981年の暮れに帰国。1985年に北大から岩見沢市立総合病院の脳神経外科に転出しました。

同じ時期に、私はこのヘマトポルフィリンを腫瘍の治療だけではなく脳腫瘍の診断にも使えないかと考え、光線力学診断の実験も始めました。ところが、こちらはことごとく失敗でした。

衝撃的な臨床結果

それから9年後の1994年、アメリカのマイアミで開催された第5回国際光線力学会に出席したときのことです。

ミュンヘン大学レーザー研究所のバウムガートナー博士による「膀胱がんのALA－PDD（ALA－Photodynamic Diagnosis）の実験と臨床」の講演を聴き、「A

LA」という物質を初めて知りました。

その臨床結果は、頭が真っ白になるほどの衝撃でした。真っ暗な膀胱の壁に、青色のレーザー光線を当てると、がん組織だけが真っ赤な蛍光を発して浮き出ているのです。

私はスライドを見て1人で興奮していました。私たちがヘマトポルフィリンで何度試みても失敗の連続だった研究が、見事に成功していたのです。

これが私のALAとの最初の出合いであり、ALAを悪性脳腫瘍の診断に応用できないかと考えるようになったきっかけです。

翌年、オーストリアで行われた「第1回光線力学治療の臨床と基礎」という学会に招待されて、この国際学会の会長で私の友人のコストロン教授にバウムガートナー教授と彼の同僚のステップ教授を紹介してもらい、ミュンヘンにある研究室を訪問しました。

研究室を訪ねて驚きました。そこではすでにALAを使ったさまざまながん細胞レベルの実験をしていたのです。

脳外科でも実験を行っていたので、担当されていたスチューマー医師に尋ねました。「悪性脳腫瘍の治療に使うのはどうだろうか？」

彼は「やり方によっては可能だろうね」と答えてくれました。ポジティブな返答でしたが、それだけでは喜べませんでした。

「適切な摂取量はどれくらいなのか」「どのタイミングで取り込めばいいのか」など、治療に応用するには、まだまだ課題が山積していたのです。

試行錯誤からの成功

その後、私は岩見沢に帰って、日常の診察をしながらＡＬＡの光線力学診断の研究をどう進めるか、考えあぐねていました。病院には実験動物もいなければ実験道具もありません。そこで、北大に相談してみようと考えたのです。

北大とは、過去に共同で光線力学療法の研究をしていたので、ＡＬＡを使った診断法の研究を一緒にしてもらえないか、打診してみました。

ところが、結果は期待を裏切るものでした。

「肉眼で簡単にがん組織と正常組織の区別ができるわけないだろう？」と取り付く島もありません。どんなにドイツの実験結果を説明しても、聞く耳を持ってもらえませんでした。そこで、北大の後輩と旭川医大の先生に協力してもらい、それ以前に私が北大で完成させたことのある脳腫瘍ラットモデルをつくってもらいました。

また、実験道具は企業に頼み込んで貸してもらったり、無償でいただいたりして、どうにか調達しました。

ＡＬＡは大量生産される前なので、高価でした。しかし、肝心のＡＬＡがなければ実験はできません。そこで、試薬を自費で購入しました。

これはポルフィリン尿症患者の検査薬で、当時はわずかな量で何千円もする高価なものでした。苦労の末、ＡＬＡを投与したラットの脳腫瘍に青色レーザーを当て、肉眼で真っ赤な蛍光を確認できたときは、本当にうれしかった！

このときの裏話があります。

実は当時、実験用のラットは自宅の玄関先で飼っていたのですが、妻によると、小学生だった2人の息子がラット解放作戦を練っていたようです。密かに「ネズミちゃん、お父さんに殺される前に解放してあげるね！」と耳打ちしていたのだとか。ネズミには気の毒でしたが、作戦実行前に何とか実験ができてラッキーでした。あのとき「作戦」が成功していたらどうなっていたか。考えるだけで恐ろしくなります。

方法と分量——2つの課題

ラットを使った実験が成功しても、次なる課題がありました。ＡＬＡを人間の体内にどうやって取り込ませるか、また、どれくらい摂取させるか、です。

バウムガートナー教授が行った膀胱がんの診断では、膀胱にＡＬＡを尿とともに直接入れる方法を採用していました。しかし、脳腫瘍では、直接ＡＬＡを脳に注入するわけにはいきません。

しかも、ＡＬＡは非常に酸性が強いので、人間に注射すると痛くてたまらないのです。ラットには静脈注射で我慢してもらいましたが、人間の場合はそうはいきません。それなら、口から飲んでもらおうという結論に至りました。

すでに研究が進んでいたドイツの研究者に相談してみると、「飲む方式でも問題ないだろう」という返答がありました。試しに妻になめてもらったところ、「何これ？　ものすごく酸っぱいわね！」という反応が……。ＡＬＡを単独で飲むのは難しそうだということがわかりました。しかし、甘い砂糖水と一緒に飲めばレモネードのような味になります。それなら問題ないだろうと、口から摂取する方法を採用しました。

さらに、「量」の問題を解決しなければいけません。これもドイツの友人と話し合って、人間の場合は体重1kgあたり20mgを飲ませたらいいのではないか、という話になりました。体重60kgの成人に飲ませるとすれば、小さじ1杯弱ほどの量です。

このような紆余曲折を経て、ようやく人間での臨床研究に移ることになりました。

日本初の光線力学診断の成功

1997年1月8日、岩見沢市立総合病院で脳腫瘍の患者さんに初めてALAが投与されました。患者さんには事前にがん組織を特定するための実験であり、それ以外の組織は傷がつかないことを説明し、了承を得た上で飲んでもらいました。

通常の脳腫瘍の手術は、医師と看護師がそれぞれ2〜3人、その他の技術スタッフ数人で行いますが、そのときは機器を提供してくださった企業の担当者も含め、手術室に十数人が集まっていたのを覚えています。

手術は、手術顕微鏡を用いて切り取る場所を数倍に拡大しながら行います。頭を開き、脳腫瘍と思われる場所に青色のレーザー光を当てるのです。

ALAの蛍光が確認できるように、このときは手術室を真っ暗にしました。その暗闇の中で脳に青いレーザー光線を当てると、ある部分から真っ赤な光が浮き上がりました。

たとえて言うなら、キャンプファイヤーの炎が消えた後の残火のような光です。不謹慎かもしれませんが、とてもきれいな赤色でした。

実験は成功。手術室に歓声があふれました。手術後も興奮が収まらなかった私は、一緒に頑張ってくれた人たちに「素晴らしい！　うまくいったね！」と声をかけました。

もっとも、実験が成功しても、解決すべき問題が残っていました。「赤く光っている部分は本当にがん組織なのか」「光っていない部分にがん細胞は残っていないのか」などの疑問をクリアにする必要があったのです。

そこで、福井大学で腫瘍病理学を専門とされていた三好憲雄先生に、赤く光っている部分とそうでないところの組織を送って確認していただきました。

がん組織かどうかは、光学顕微鏡を使った病理組織検査で診断します。それによると、赤く光っていた部分の90％以上ががん組織であるという結果が出たのです。

厳密に言えば、光らなかった箇所にもわずかにがん組織が残っていたことがわかりました。その意味では、１００％確実にがん組織と正常組織を分別できる診断方法ではないという見方もできるでしょう。しかし、個人の技能や勘に頼るよりは、はるかに効率的にがん組織を取り除けるのは明らかでした。

ようやく認められた光線力学診断

同年、２例目の患者さんにＡＬＡが投与され、本格的に臨床研究が始まりました。ただ、この研究が脳外科の医師たちに受け入れられるまでには時間がかかりました。実験が成功したという論文を発表してもあまり信用してもらえなかったのです。ところが、少し前にドイツのスチュッマー医師たちも同じような論文を発表しました。それでようやく「この診断方法は優れている」と評価されたようです。病院にも、あちこちから見学者が訪れました。

その後、２０１３年には、多くの研究者の協力でＡＬＡの光線力学診断に健康保険[※]が適用されました。これにより、患者さんは安価で治療を受けられるようになりました。現在、悪性脳腫瘍の手術中の診断の多くは、ＡＬＡの光線力学診断が使われています。

※ 現在、日本ではALAを使った手術中の光線力学診断(ALA-PDD)は悪性脳腫瘍と膀胱がんの治療に限り、保険適用が認められている。

診断と治療の二刀流

最近、海外の医療現場では「see and treat」という言葉が使われるようになりました。これは目で見てがんを診断してそのまま治療ができるという意味ですが、今までは「see」でもなかなかがんを区別することができませんでした。

しかし、ALAを使えば、悪性脳腫瘍だけでなく膀胱がんや子宮頸がん※、その他のがんもすべて「see and treat」ができるようになると私は考えています。

胃がんの細胞は、腹腔という腹水の中に紛れ込んで、飛び散ることがあります。腹壁に数㎜の小さながんがたくさん転移することもあり、それはお腹を開いても、肉眼ではなかなか発見できませんでした。それがALAを使った光線力学診断で明確にわかるようになったのです。

まさしく「see and treat」を実践できるのがALAの可能性です。いつかその道筋を整えるまで、私の志はまだ道半ばです。

※ ヒトパピローマウイルスの感染が原因で起きる子宮下部の管状の部分のがん。

ALAの2つの特徴

①プロトポルフィリンⅨに光を当てると赤い蛍光を発する

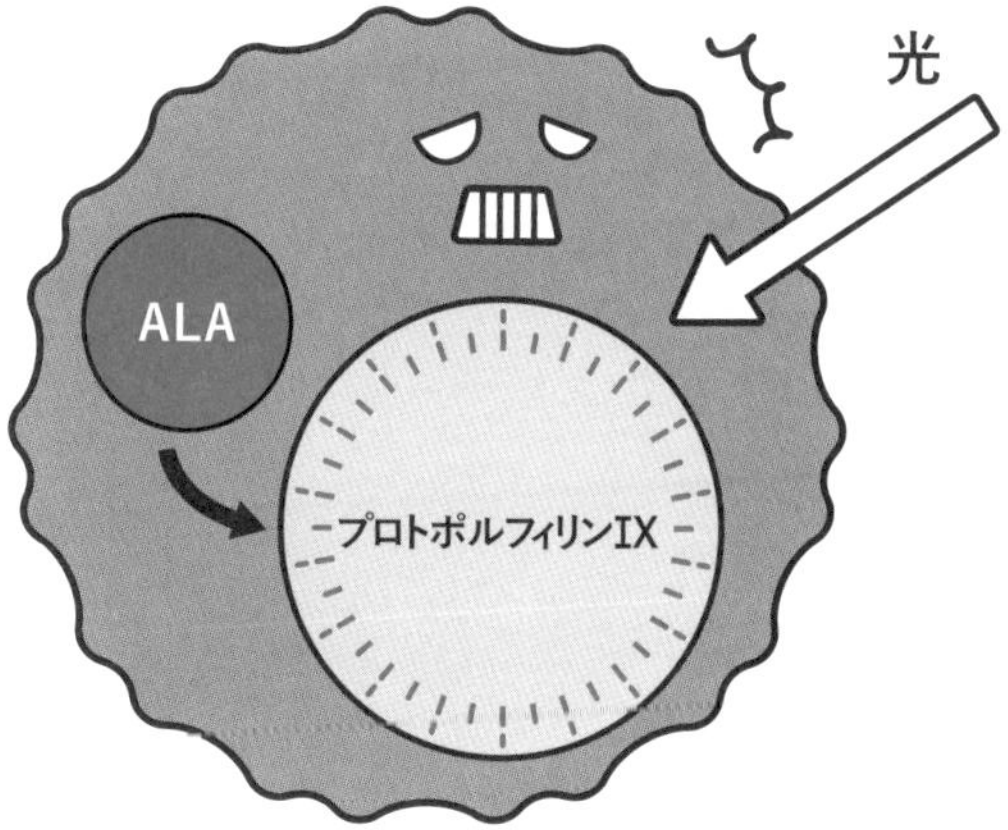

②活性酸素が発生し、細胞を中から攻撃する

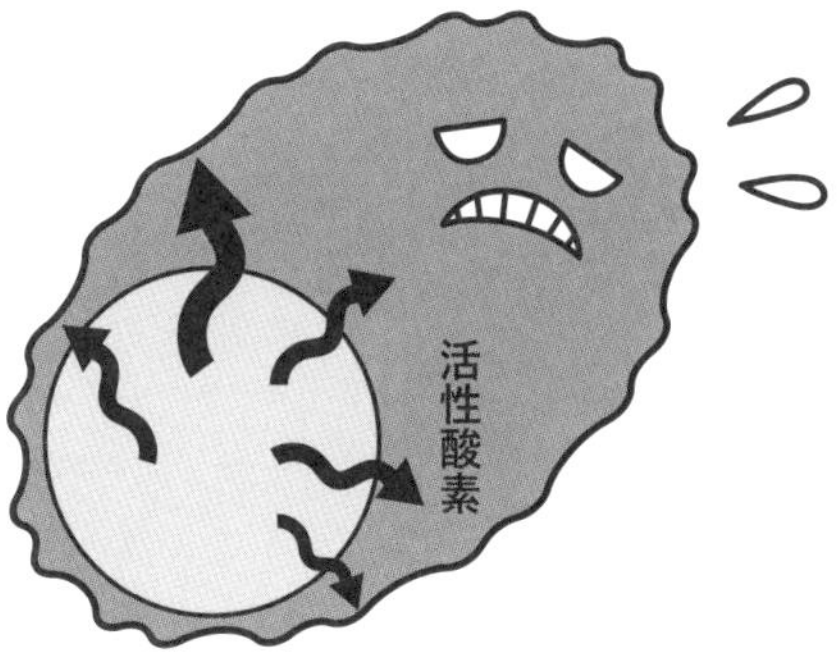

がん細胞の特定と攻撃（治療）、両方が可能。

ＡＬＡを使った診断・治療の最前線

ＡＬＡを使った診断は、悪性脳腫瘍治療の現場ではなくてはならない存在です。私たち外科医にとって、がんの周囲をどこまで切り取るかは切実な問題ですが、その点、ＡＬＡを使った診断は安全性を高めるための最善の手段なのです。

ここからは、ＡＬＡを使ったがん診断と治療のしくみについて詳しく解説していきます。

MRIで確認してもリスクがある

がんの手術では、がん組織だけをきれいに切り取ることが理想です。がん組織が残ってしまうと再発するリスクが高くなるからです。

しかし、だからと言って、正常な細胞まで取りすぎると術後の日常生活に支障が出てしまいます。

私たち脳神経外科医は、長年この難題に取り組んできました。

がんの診断によく使われるＭＲＩ（磁気共鳴画像：Magnetic Resonance Imaging）は、磁気を使って臓器や血管を撮影して病気を発見するもので、造影剤という薬を使います。この薬を使って撮影するとがん組織が白く映るため、がんの場所を特定できます。手術をするときは、手術室でＭＲＩを撮りながら、その画像をもとにがん組織を切除することが可能です。

しかし、ＭＲＩ画像だけに頼る手術には限界があります。なぜなら、ＭＲＩはがん組織だけに反応するものではないからです。

どこまでが正常な組織でどこまでががん組織か、手術中に肉眼で正確に見分けるのは熟練の外科医でもほとんど不可能です。

たとえば、ある研究では正常部分も含めた悪性脳腫瘍の切片を、実験室の通常の光のもとで確認しました。

すると、肉眼ではがんが20㎜の大きさしか特定できなかったのに、MRIを使うと24㎜まで確認できました。それをALAで赤く光らせると30㎜も見えたという報告があります。

つまり、ALAを使えば肉眼と経験だけに頼った場合の1・5倍の大きさでがんが確認できたのです。

さらに光学機器で蛍光を分析すると、人間の目では確認しづらい非常に弱い赤色蛍光を捉えることができます。この方法では、がんは最大直径で35㎜も確認できました。それだけ正確に特定できたということです。

腫瘍を特定する難しさ

先に述べたように、腫瘍を10cc以上取り残すと、それだけ再発の可能性が高まり、生存率が低くなる恐れがあります。また、最近の研究によると、脳腫瘍の場合、MRIに映った部分の外側にも腫瘍が存在することが明らかになりました。

測定方法による腫瘍の見え方の違い

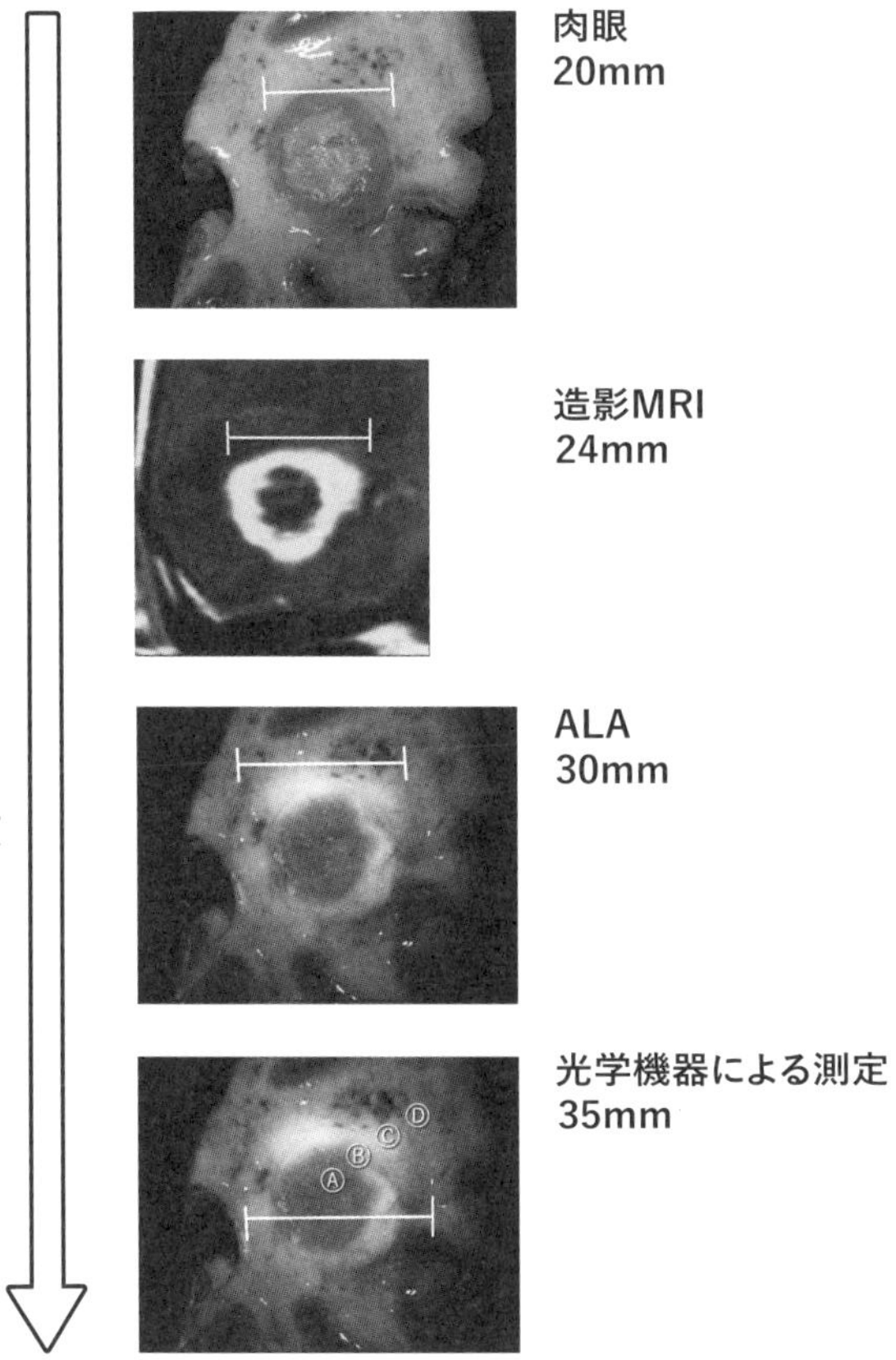
腫瘍がより大きく確認できる

ALAを使った光線力学診断では肉眼で見るより広い範囲で腫瘍を特定することができる。

ある報告によると、治療をまったくしていない悪性脳腫瘍患者の死亡後に脳を解剖したところ、直径4cmほどの腫瘍があり、その周囲2cmの場所に全体の6%、4cm離れた場所にも1・8%、遠く離れた場所にも0・2%のがん組織が見つかりました。このことからわかるのは、手術の効果を高めるためには、正常な脳組織と腫瘍組織の境界線を手術中に肉眼で把握し、確実に特定しなければならないということです。

しかし、繰り返しますが、腫瘍は肉眼で見たり、感触を確かめるためにさわったりしても正常な細胞と区別がつきにくいという特徴があります。

私は研修医時代、「これが腫瘍だ」と自信満々で切り取っていくベテランの先生の横で手術の手習いをしながら、ずっと納得できない思いを抱いていました。そうした形で切除をしても、手術後の検査でがんの大部分が残っていたこともあります。切り取った後で病理組織の検査をすれば、がん組織かそうでないかはわかります。しかし、切除後に「がん組織ではなかった」とわかっても取り返しがつきません。とくに脳腫瘍の場合は、それが重要な場所であれば、手術後に手足の麻痺や言語機能障害などが残る可能性があります。そのため、手術中にがん組織と正常な組織を明確に区別できる方法があればいいのに、と以前から強く感じていたのでした。

ALAは安全な光感受性物質

従来の悪性脳腫瘍の手術では、腫瘍の全摘出率※は約40％でしたが、ALAの光線力学診断を利用すると、摘出率が70〜80％に上がったという報告があります。全国平均の摘出率は71％に上昇し、全摘出率が80％を超えた施設もあります（アミノレブリン酸による悪性脳腫瘍摘出治験報告書）。

ここで考えなければならないのは、摘出率が100％ではないことです。

では、ALAを使っても取れなかった20〜30％は、どうすればいいのでしょうか。光線力学診断で見落とされたがんは、通常、抗がん剤や放射線による治療に頼ることになります。しかし、私はそれに加えてALAを使った治療を採用すればいいのではないかと考えています。それが繰り返し登場している光線力学療法です。

※ 全摘出率とは手術後のMRI画像によって判断される。

光線力学療法では、がん細胞に集まる性質を持つ「光感受性物質」を患者さんに投与し、がんが発見された箇所にレーザー光を当てます。すると、光感受性物質が化学変化を起こして活性酸素をつくり、これががん細胞を死滅させます。

光線力学療法のしくみを詳しくご説明する前に、まずは光感受性物質についてふれておきましょう。

ＡＬＡのような光感受性物質には、他にもヘマトポルフィリン、タラポルフィリンナトリウムなどいくつかの種類が知られています。

では、ＡＬＡが他の光感受性物質より優れているところは、何でしょうか。

それは、がん細胞を死滅させるだけでなく、治療を受ける患者さんの負担を少なくできる点です。

ＡＬＡ以外の光感受性物質による光線力学療法では、光感受性物質が体内から排出されるまでに時間がかかるものが多く、ときには1～2週間入院して薄暗い部屋で光を避けて生活してもらわなければなりません。

一方、ＡＬＡを使った場合は、患者さんに行動の制限はなく、すぐに退院していただけます。ＡＬＡは正常な細胞の中ですぐに代謝されてしまうので、治療後はすぐに普通の生活に戻れるのです。これは大きなメリットでしょう。

ＡＬＡの治療は、簡単なものなら外来、つまり日帰りで治療することができます。他の光感受性物質では、退院するまでに行動の制約がありましたが、ＡＬＡのおかげで日常生活に支障なく治療ができるようになったのです。

もともとＡＬＡは体内にある物質です。

副作用としてまれに肝機能障害や日焼けが起きることが報告されていますし、ポルフィリン尿症やＡＬＡに過敏症のある方には使用できませんが、その点を除けば安全な物質であることは間違いありません。

「ＬＤ50」と呼ばれる、薬物の安全性を示す指標があります。これは、動物に試験物質を投与した場合に、どれだけ投与すれば半数が死亡するかを示す数値です。

ラットにＡＬＡを投与した場合の「ＬＤ50」は２５００mg／kg／dayだったので、よほど大量に摂取しない限り、健康に影響が出るおそれがないことがわかるでしょう。

膀胱がん診断におけるALAの効果

では、それぞれのがんでALAを使った診断・治療はどのように行われているのでしょうか。

膀胱がんの60〜70%は、比較的初期に発見されます。がん細胞が膀胱の表面だけに局在する時期です。

通常、初期の膀胱がん手術は、尿道から小さなカメラのついた膀胱鏡とレーザーメスを挿入して行います。

もし、正常な組織を傷つけずに表層のがんだけを削り取ることができれば、膀胱の壁に穴を開けることもなく、機能を損なうこともなく、がんが完全に治る可能性が高まります。しかし、白色のライトを膀胱の壁面に当てて、肉眼で見ながら切除を行う従来の方法では、どこまでががん組織でどこからが正常な組織か見分けるのが難しいケースが多数ありました。そのうえ、数㎜単位の小さながんや隆起していない平坦ながんなどは、内視鏡ではなかなか確認できません。結果として、取り残して再発することが多かったのです。

高知大学の井上啓史教授の報告によると、従来の白色光だけで手術をしたところ99人中60人が再発したのに対して、手術中にＡＬＡと青色レーザー光を使った症例では、再発を99人中33人に抑えることができたそうです。つまり、従来の白色光では、それだけ手術中のがんの診断が不十分であったということです。

また、術後60カ月で再発せずに生きている確率は、従来の方法だと40・４％だったのに対し、これに光線力学診断を併用した場合は66・７％まで上がったという研究結果もあります。膀胱がんの再発率が下がったことを考えれば、他のがんでも効果があると考えていいでしょう。

その他のがん治療におけるＡＬＡの活用

前立腺がん、胃がん、大腸がん、子宮頸がんなどの分野でも、ＡＬＡの光線力学診断の有効性についての研究が進められています。とくに胃がん、大腸がんでは、

ＡＬＡの光線力学診断を使ってリンパ節転移を確認する試みも行われています。

もうひとつ、胃がんの診断では、胃カメラを飲む前にＡＬＡを飲んでもらって、その後に内視鏡でチェックするという検査が一部で導入されています。こうすることで、見落としやすい胃がんが発見できるからです。

内視鏡の専門医には、「そんなものがなくても十分わかる」という人がまだまだ多いようです。しかし、繰り返しになりますが医師の判断を過信するのは危険です。

また、皮膚がんの治療にもＡＬＡが活用されています。

歴史ある皮膚がんの治療はドイツで開発され、現在では世界各地で行われています。光線力学治療の研究もドイツを中心に進んでおり、ヨーロッパでは、日光角化症、ボーエン病、基底細胞がんなどの光線力学治療は、最も高い治療効果がある手法として位置づけられています。

日本では、愛知医科大学皮膚科の松本義也名誉教授を中心に多くの治療経験が報告されています。

皮膚がんの治療では、ＡＬＡを配合した軟膏を患部に塗り、アルミ箔でラップして５〜６時間密封します。これによってＡＬＡを皮膚に浸透させるのです。

その後、プロトポルフィリンⅨの蓄積によって赤く光を発する部分に特殊な紫外線を当てます。これを赤い光が消えるまで繰り返すのです。

また、２０２１年には、アメリカとカナダにおいて、乳がんの乳房温存療法の手術でＡＬＡを用いた光線力学診断の第二相治験が行われ、効果があるという結果が報告されました。実用化されれば、乳がんの手術でがん組織だけを正確に摘出することが可能になります。今後、日本でも研究が進み、保険適用されることが待たれます。

光線力学治療が有効な2つの理由

ところで、光線力学治療は、なぜがんの治療に有効なのでしょうか。

光線力学治療では、患者さんにＡＬＡを飲んでもらい、ＡＬＡがプロトポルフィリンⅨに化学変化して、がん細胞に大量に蓄積された後、そこに特定の波長のレーザー光線を当てます。

すると、光線のエネルギーで光化学反応が起き、がん細胞の中の酸素が大量の活性酸素に変化します。この活性酸素が、がん細胞を殺すというしくみでした。

活性酸素によってがん細胞が傷つき、死滅する。

これが、光線力学療法が有効なひとつ目の理由です。

では、死んでしまったがん細胞は、どうなるのでしょう？

死を迎えたがん細胞は、血液中の免疫細胞に取り込まれます。このとき、がん細胞は体に「異物」として認識されます。

その結果、免疫反応が活発になって、がん細胞が死んでしまいます。これが光線力学療法を有効にさせる2番目の理由です。

がん細胞はなぜ光るのか？

ここまで述べてきたように、ＡＬＡを使った光線力学診断と光線力学治療は、Ａ

ＬＡを体内に取り込み、レーザー光を当てるというしくみまでは同じです。

では、なぜＡＬＡが体内で光るようになるのでしょうか？

脳腫瘍の場合は、ＡＬＡを手術前に服用します。

胃に入ったＡＬＡは血液に吸収され、やがて各細胞に行きわたります。

第1章ではＡＬＡがミトコンドリア内でつくられることをご説明しましたが、飲む場合は細胞の外からＡＬＡが取り込まれる形になります。

ＡＬＡは細胞内でポルフィリンに変化してからミトコンドリアに入り、プロトポルフィリンⅨに変化します。

プロトポルフィリンⅨがミトコンドリア内に溜まった状態で、ある一定の光を当てると赤い光が出ます。

ＡＬＡもヘムも赤い光は出ません。とくにプロトポルフィリンⅨが赤い蛍光を発するのです。

プロトポルフィリンIXががん細胞に溜まるのはなぜ？

プロトポルフィリンIXは、とりわけがん細胞に蓄積されやすいという特徴があります。では、そもそもなぜ、がん細胞に多く蓄積されるのでしょうか？

悪性脳腫瘍を用いた研究から、5つの理由があると考えられています。

①酵素によって取り込まれやすい

外から投与されたALAが細胞の中に入るには、「ペプト1」「ペプト2」という酵素の働きが必要です。悪性脳腫瘍細胞では、このペプト1やペプト2が正常な細胞より多くつくられることがわかりました。これによって、がん細胞に多くのALAが取り込まれ、結果、大量のプロトポルフィリンIXが溜まるのです。

②ヘムになりづらい

ALAはミトコンドリアでプロトポルフィリンIXになってから、鉄とくっついてヘムになるという特徴があります。

一方、悪性脳腫瘍細胞は、正常な細胞よりも鉄の量が少ないという特徴がありま す。その結果、がん細胞の中のプロトポルフィリンⅨがヘムに移行しづらくなり、そのままの状態で細胞内に溜まっていくのです。

③酵素の働きが悪い

鉄とプロトポルフィリンⅨがくっついてヘムになるには、「フェロケラターゼ」という酵素が必要です。悪性脳腫瘍細胞の内部では、この酵素がうまく働きません。そのため、②と同様、プロトポルフィリンⅨがヘムに変化しづらくなり、溜まっていくというわけです。

④細胞の外に排出されづらい

鉄とくっついてヘムにならなかったプロトポルフィリンⅨは、「ＡＢＣＧ２」という酵素によって細胞の外に出されます。しかし、悪性脳腫瘍細胞では、この酵素の働きが悪いため、プロトポルフィリンⅨが排出されず、細胞内に留まるのです。

⑤ワールブルク効果

がん細胞に特有の代謝方法でプロトポルフィリンⅨが大量に溜まります。

悪性脳腫瘍細胞に大量のプロトポルフィリンⅨが蓄積されるのは、これら5つの理由が関係していると思われます。

最後に「注意すべき点」について言及しておきましょう。

ALAの光線力学治療は、がん細胞だけを殺すわけではありません。

ALAを使ったがん治療は、ALAの摂取によって生まれたポルフィリンが、がん細胞に多く溜まるという特性を利用しています。

しかし、同じようにポルフィリンが蓄積される細胞があれば、光を当てることによって、がん組織と同じようにダメージを受けます。このことはよく留意しておかなければならないでしょう。

コラム2 ネコがアワビを食べると耳が落ちる？

インターネットのサイトには、誰もが「へぇー」と思うような情報がアップされていることがあります。以前、目にした「春先に浜辺に落ちているアワビをネコが食べると、そのネコの耳が落ちる」という話もそのひとつでした。

一度読んだだけでは「？？？」という内容ですが、文字通り、春先にネコがアワビを食べると、耳が腐ってポトリと落ちてしまうという現象です。

これは、ネコが食べられるほどアワビがたくさん獲れたという、東北地方の古い言い伝えがもとになっているのだとか。

それにしても、なぜ、ネコの耳が「落ちて」しまうのでしょうか？

アワビやサザエ、トコブシといった貝類の中腸腺（ワタの青黒い部分）には、「フェオフォーバイド」という光感受性物質が含まれています。

光感受性物質とは、特定の光に反応しやすい物質のこと。この物質を大量に体内に取り込むと、光過敏症を引き起こします。

光過敏症というのは、光を浴びた部分が炎症を起こし、日焼けややけどと同じような状態になる症状です。ひどくなると、組織が壊死してしまうこともあります。

アワビやサザエは、産卵期である春になると中腸腺の光感受性物質が増加します。そして、この光感受性物質は紫外線に強く反応します。

では、ネコがこれを大量に食べるとどうなるでしょうか?

ネコの耳は頭の上に突出していて、太陽の光が当たりやすいつくりになっています。耳の周辺は皮膚が薄く血管が浮き出ているために、春先に多い太陽の紫外線がフェオフォーバイドと光化学反応を起こすことによってたちまち炎症を生じてしまいます。炎症が起きると血管が詰まりやすくなり、組織が壊死を起こして耳が落ちる……というわけです。

本文中でご紹介した「光線力学治療」は、まさにこの原理を応用しています。

ALAの代謝産物であるプロトポルフィリンIXにも光感受性物質と同じような作用があるため、光を当てることによってがん細胞を死滅させるのです。

ただし、ALAによる「光線力学治療」の場合、がん細胞の「死」は壊死ではありません。

細胞の死に方には2つのタイプがあります。

ひとつは「ネクローシス（壊死）」というものです。

これは「偶発的な細胞死」「事故的細胞死」とも言われ、感染症や事故による細胞死や、血管が閉塞することによる栄養不足など突発的な理由によって起こる細胞死です。ネコの耳が落ちたケースはこれにあたると考えてください。

もうひとつのタイプは、「アポトーシス」というものです。

アポトーシスとは、一般には「プログラム細胞死」、あるいは「制御された細胞死」

と言われます。物理的、化学的、生物学的なさまざまな要因から細胞の死が誘発され、その死亡は厳密に調整・計画されたものになっています。

私たちの体の中では、多くの細胞が毎日この「アポトーシス」によって死に至り、新しい細胞に置き換わっています。ALAを用いた「光線力学療法」によってがん細胞が死滅するのはこのアポトーシスによるものです。

一口に「細胞の死」と言っても、その裏には複雑なメカニズムが働いているのです。

第3章

アンチエイジング・生活習慣病とALA

ＡＬＡとアンチエイジング

現在、ＡＬＡが注目されている理由のひとつに、「アンチエイジング効果」があります。

肌のしわ取りや育毛などの美容分野、また、老化防止の面でもＡＬＡを活用することで目立った効果が現れることがわかっています。

さらに、ＡＬＡは「生活習慣病」にも効果があるという研究結果も出ています。

本章では、これらの分野においてＡＬＡがどんな効果を上げているのか、詳しく解説していきたいと思います。

加齢によって衰える肌の新陳代謝

肌のアンチエイジングへの関心は年々高まっており、最近では、女性だけでなく男性もスキンケアに気を遣うようになってきました。実は、ＡＬＡは肌にも良い影響を与えることがわかっています。この効果は、偶然発見されました。

２００２年に日光角化症※の患者さんにＡＬＡを投与し、光線力学治療を行ったところ、症状の改善とともに周囲の正常な皮膚のしわがなくなり、肌がきれいになっていることがわかったのです。そこからＡＬＡの肌への影響を調べる研究が始まりました。

「年齢肌」の代表とされる目元や口元の小じわ、くすみ、たるみなどは、肌の老化現象が主な原因だと考えられています。

この老化現象は、年を重ねることで肌のターンオーバー機能（皮膚の表面の細胞が一定の周期で生まれ変わること。新陳代謝）が衰えることに加え、乾燥やコラーゲンの減少によるハリや弾力の低下などが重なって起きます。

ここで、肌の新陳代謝のメカニズムを見てみましょう。

私たちの体を覆っている肌は、皮膚のバリア機能を果たし、肌のツヤなど見た目

※ 皮膚がんの一種。紫外線を浴び続けると発症する疾患で、顔や頭部、手の甲などにまだらなシミができる。60歳以上の高齢者によく見られる。

の印象を決める表皮、コラーゲンやエラスチンなどの線維構造、そしてヒアルロン酸などからなる真皮、主に脂肪細胞からなる皮下組織が重なってつくられています。

表皮は約6週間で古くなった細胞が新しい細胞と入れ替わります。また、表皮は4つの層になっており、一番内側の基底層でつくられた新しい細胞は、形態を変化させながら上へ上へと押し上げられて外側の角層へ到達します。そして、古い角層がはがれ落ちます。このサイクルを「ターンオーバーが完了する」と表現します。

ALAで肌の潤いを取り戻す

ALA＋鉄の化粧品を肌に塗ると、肌に浸透したALAがミトコンドリアでヘムになり、ヘムからシトクロムに変化します。これによって、エネルギーであるATPが豊富につくられますが、その副産物として二酸化炭素と水が発生します。この水が「代謝水」です。

健康な成人の場合、代謝水は1日に200～500㎖つくられますが、年齢を

ALAによって得られる肌の水分

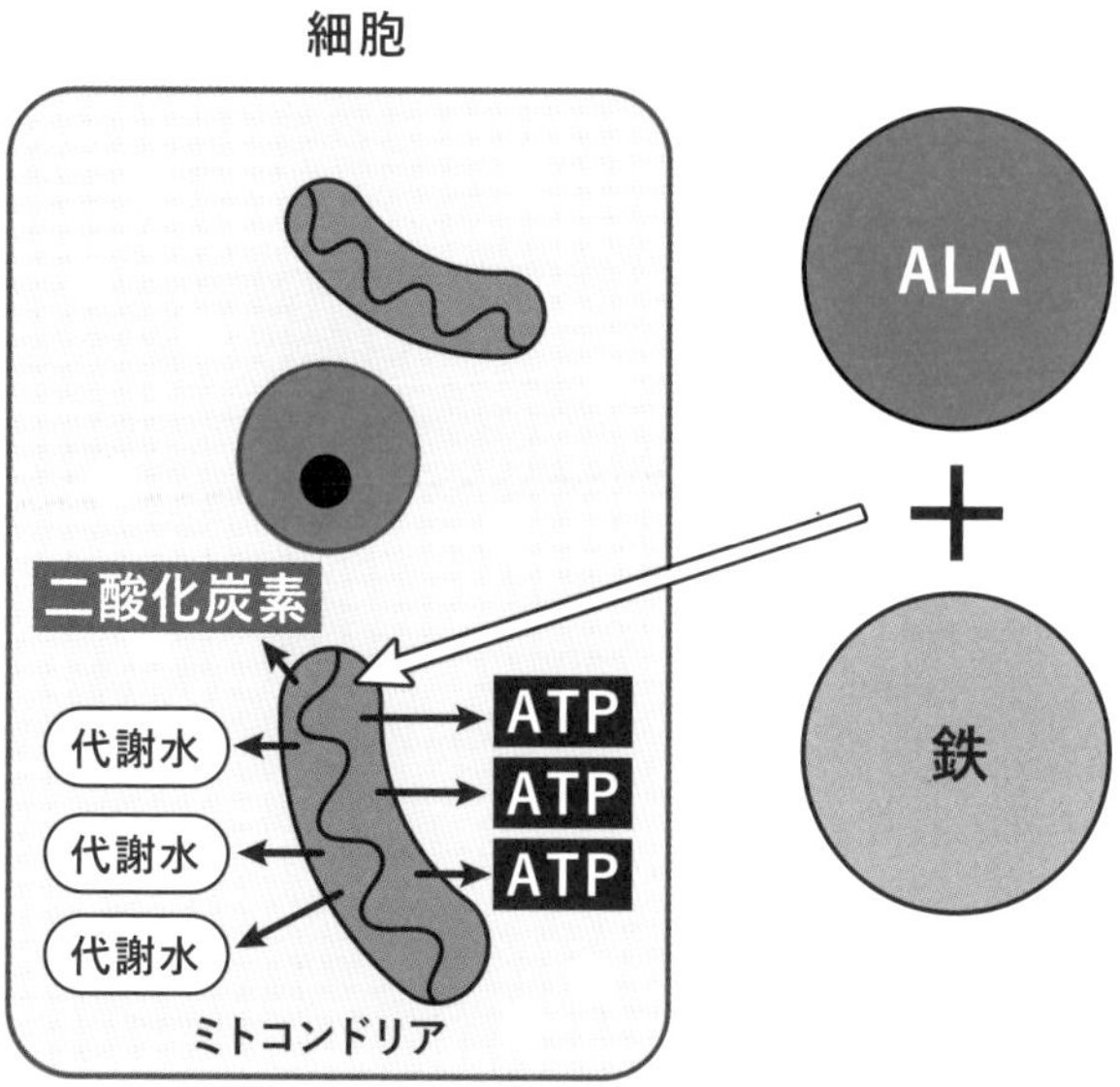

ミトコンドリアでATPが生産されるときに「代謝水」という水がつくられる。この水が肌の潤いの保持に大切な役割を果たす。

経るにつれて、この量は少なくなっていきます。代謝水は細胞内の水分ですから、この減少は、すなわち体の中の水分が減ることを意味します。

人間の体は約60～70％が水分で構成されていますが、体内の水分をつくる機能が衰えると、肌の乾燥を引き起こし、しわができやすくなる可能性があります。

そこで皮膚の上からＡＬＡを補うと、肌の細胞内で代謝水が増加するため、これが保湿効果をもたらして、細胞レベルで乾燥肌が改善すると考えられています。

肌の奥深くに浸透するＡＬＡ

皮膚科の専門医で美容医療に積極的に取り組んでいる、銀座スキンクリニック（東京・中央区）の坪内利江子院長は、ＡＬＡを配合した化粧水・クリームなどによる美肌ケアを実践されています。

クリニックに通う患者さんの協力を得て、ＡＬＡ＋鉄を配合した化粧品でテストを行ったところ、10日間で肌の角層の水分量が平均で約1・8倍、弾力は約3倍にアップしたそうです。ＡＬＡを使うと、目尻の小じわが目立たなくなり、たるみがちだった目の周囲の皮膚のハリも良くなるという結果が確認されています。

また、別のテストでは、20～50代の女性16名を、

・ＡＬＡ＋鉄配合クリームとサプリメントを併用するグループ
・ＡＬＡ＋鉄配合クリームのみを使うグループ
・ＡＬＡ＋鉄配合サプリメントだけを飲むグループ
・ＡＬＡを配合しないクリームを使うグループ

以上４グループに分けて、それぞれを10日間試してもらいました。

その結果、ＡＬＡ＋鉄の配合クリームとサプリメントを併用したグループは、テスト前よりも水分量が平均で１２０％アップ、弾力は１０９％アップするなど、肌の状態が大きく改善しました。とくに50代女性の場合、水分量が１５６％、弾力は１２０％アップするという驚くべき効果が出ました。

ＡＬＡによって、肌のハリや弾力が劇的に蘇ることが確認できたのです。

さらにコラーゲンをつくる線維芽《せんいが》細胞（真皮にある細胞）にＡＬＡを加え、３日間培養すると、コラーゲンが１・４倍、ヒアルロン酸が１・２倍に増加しました。

なぜ、ＡＬＡにはこれほどの力があるのでしょうか？

肌の表面にある角層にはバリア機能があって、外部からの異物の侵入を阻みます。コラーゲンやヒアルロン酸などは、分子量が大きいため、角層止まりで肌の内側まではなかなか届きません。一方、ＡＬＡは分子量が非常に小さいため、角層を通過して肌の奥深くにまで浸透します。

角層のバリアを通過する分子量の目安は５００程度で、コラーゲンの分子量は約３０００～30万、ヒアルロン酸は約２００～８００万ですが、ＡＬＡの分子量は１３１・１。

他の物質とは桁違いであることがわかるでしょう。そのため、細胞に直接働きかけて、体の内側から肌の潤いや弾力性を改善することができるのです。

ALAの使用によるしわの変化

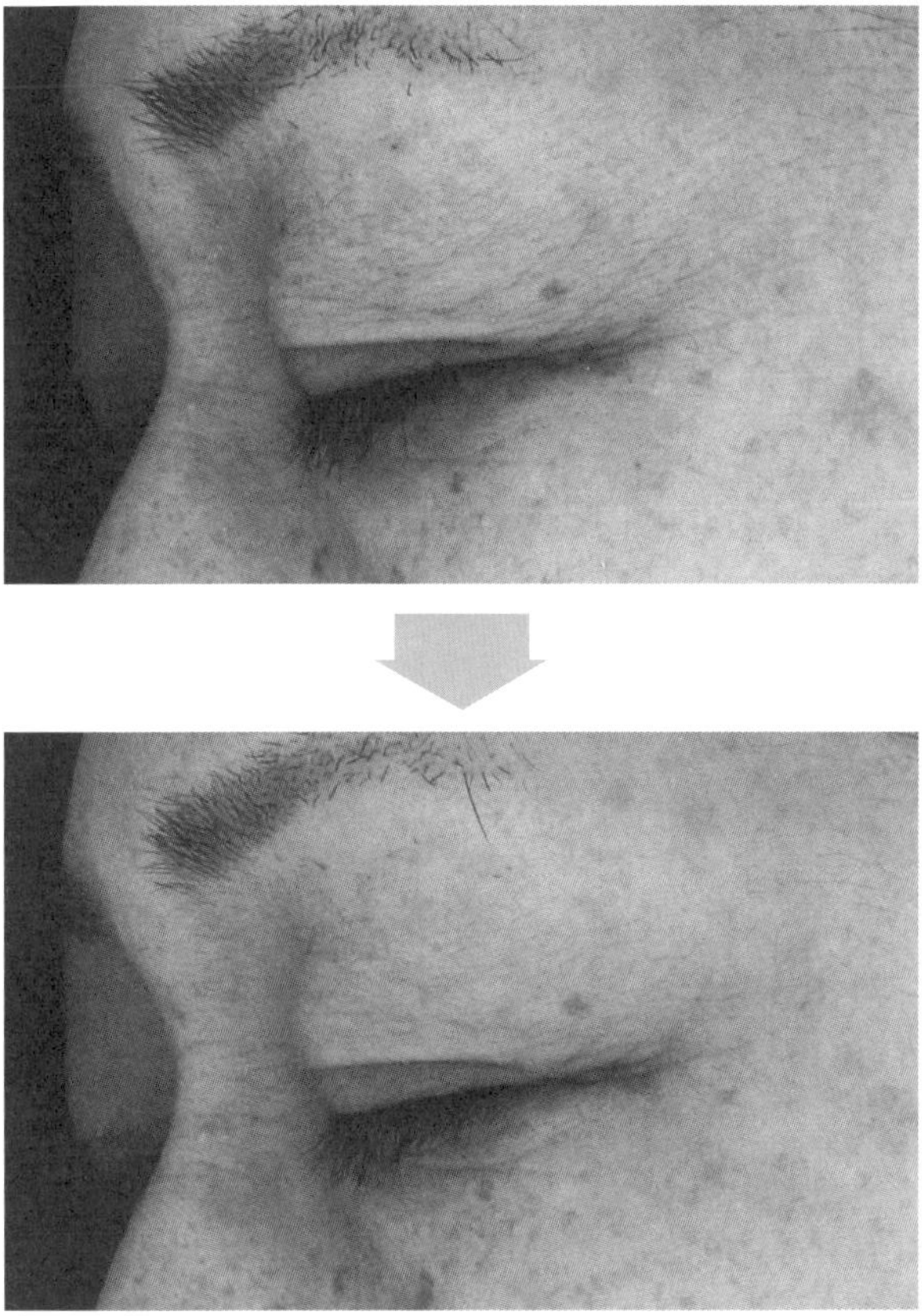

ALAと鉄を配合した化粧品を塗ってテストを行った。上は化粧品を塗る前、下は塗ってから4週間後。目尻の上の小じわに変化が見られる。

画像提供／坪内利江子

ニキビの犯人はアクネ菌

アンチエイジングとは少し話がそれますが、ここでALAがニキビの治療にも効果を発揮していることをご紹介しましょう。

ニキビは多くの人が若い頃に一度は経験したであろう身近な肌トラブルですが、一度治ったように見えても何度も現れる厄介なものです。

思春期のニキビは皮脂の過剰な分泌で炎症が起こりやすいのが主な原因で、通常は10代のうちにほぼ治まります。

一方、20代以降にできるニキビは「大人ニキビ」と呼ばれています。

大人ニキビの原因は、ストレスやホルモンの影響、食生活の乱れ、睡眠不足、肌の乾燥などが関係していると言われています。軽症のうちは日常のスキンケアで対処できますが、ひどくなると皮膚科で治療を受けなければ症状は改善されません。

ニキビがひどくなる原因は、毛穴の入口の角質が厚くなり、毛穴がふさがってしまうからです。このような角栓ができると、皮脂が詰まりやすくなり、炎症がひどくなるのです。

アクネ菌という名前を聞いたことがあるでしょうか？

これは人の顔などに生息する常在菌で、ニキビがない肌にも存在します。そのアクネ菌が毛穴に溜まった皮脂に増殖すると、炎症が起きてニキビができます。

これまでの治療は、患部を清潔に保つことに加え、炎症を抑える薬や抗生物質の塗り薬を用いる手法が中心でしたが、根本的な治療にはなっていませんでした。

ニキビの原因は、アクネ菌だけではなく、紫外線による活性酸素の影響なども複雑に絡むため、慢性的かつ難治性になる場合もあります。重症化すると痕が残ってしまうこともあり、短期間で完治するような効果の高い治療法が望まれていました。

そこで注目されているのが、ALAを使った光線力学療法による治療です。

ALAを利用したニキビ治療

前章では、がんの光線力学療法についてふれましたが、これはALAを服用した後、患部にレーザー光を当てるとがんが死滅するものでした。

ニキビの治療では、ＡＬＡを飲む場合と、ＡＬＡを含んだ薬を塗布する場合があります。いずれにしても、光を当てると光化学反応が起きて強い活性酸素が大量に発生し、アクネ菌やその他の細菌、及び皮脂腺を死滅させます。

これは、しわ取りのようにミトコンドリアの働きを活発化させるのではなく、アクネ菌や皮脂腺の細胞を死滅させて、過剰な脂を抑制するのが目的です。

ＡＬＡを用いたニキビ治療は、２００2年にハーバード大学皮膚科ウエルマン研究所のホーンハウ教授らによって報告されました。ニキビのある患者さん22人に、20％のＡＬＡを含む外用剤を塗った後、５５０〜５７０nmの波長の光を週1回、４週間照射したところ、ニキビが減少、８カ月経っても再発しませんでした。皮膚の組織を詳しく検査したところ、皮脂腺の一部が破壊されていたことも報告されています。これをきっかけに日本でも広範に普及し始めました。

日本での治療では、ＡＬＡを内服する方法もありますが、世界的に標準なのは、あくまでもＡＬＡを皮膚に塗布する方法です。塗布後、ポルフィリンの吸収波長で

ALAとニキビ

①

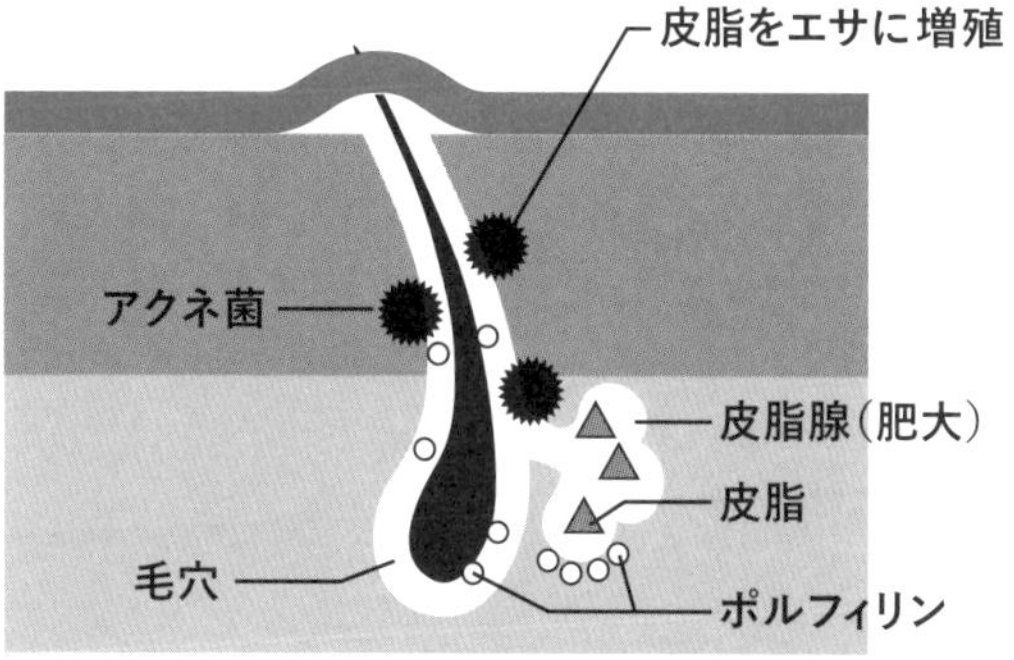

ALAを塗布することで皮脂腺や細菌にポルフィリンが蓄積される。

②

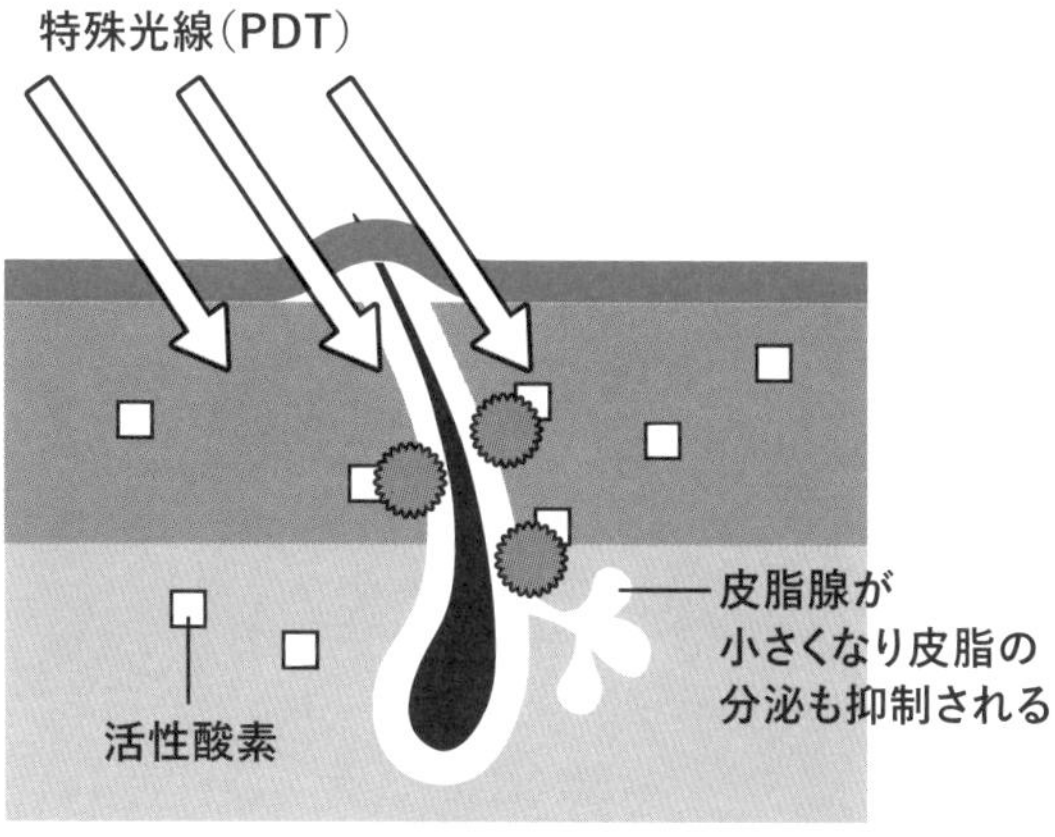

蓄積されたポルフィリンに特殊な光を当てると活性酸素が発生し、皮脂腺が壊れる。

ある400〜700nmの可視光を照射しますが、主に赤色光が使用されることが多いです。

ニキビに光線力学療法が有効なのは、皮膚に塗ったALAが毛包や皮脂腺の周辺に集まりやすい性質があるからです。

この塗り薬にはALAだけが入っていて、鉄は配合されていないのでヘムにはなりません。そのため、皮脂腺の周辺にある細胞で光感受性物質のプロトポルフィリンⅨ、コプロポルフィリンⅢに変化して光に反応するようになります。この光化学反応によって活性酸素が発生し、皮脂腺を破壊するのです。

また、ALAはアクネ菌にも直接取り込まれるため、光によってアクネ菌を死滅させる効果もあります。

光線力学療法を利用すると、肌荒れや皮膚が赤くなったりするなど一過性の副作用が現れることもありますが、この症状は1週間ほどで消え、再びきれいな肌に戻ります。ニキビ跡が残ることもありません。

ただし、ニキビの光線力学療法は、まだ保険の適用対象にはなっていません。また、治療を受けられる施設が限られている点も今後の課題でしょう。

薄毛は避けられない老化現象

ＡＬＡの毛髪育成効果も報告されています。

ＡＬＡには植物の成長を促す作用がありましたが、これを応用すれば育毛剤として使えるのではないか、という理由で研究が始まりました。

前述のように、同じ植物にＡＬＡを与えた場合と与えなかった場合を比べてみると、ＡＬＡを与えたほうが圧倒的に大きく成長するという結果が出ました。

植物が成長するなら、人間の毛髪を成長させる効果もあるだろうと、実際に試してみたところ、本当に効果があったというわけです。

薄毛には、遺伝や男性ホルモン、亜鉛や鉄などのミネラルの不足、ストレス、血行不良、頭皮の緊張などさまざまな理由がありますが、一番の原因は「老化」です。

人間の髪の毛は、毛根から生えた毛が成長してやがて抜け落ち、また新しい毛が生えてくるというサイクル（ヘアサイクル）を繰り返しますが、老化によってこのサイクルが機能しなくなるのです。

なぜでしょうか？

それは加齢によって毛母細胞（毛髪をつくる細胞）やメラニンをつくる細胞、さらにその大元の幹細胞のミトコンドリアが弱り、若いときほどエネルギーをつくり出せなくなるため、毛の発育が悪くなると考えられるからです。

そこで活躍するのがＡＬＡです。

ＡＬＡで期待できる発毛効果

ＡＬＡは、毛母細胞内のミトコンドリアを活性化し、新しい毛の育成を促すと考えられています。

ＡＬＡは毛穴の周辺に集まりやすい性質があるため、頭皮にＡＬＡと鉄分を配合した塗り薬を塗り、弱っている毛母細胞のミトコンドリアに直接働きかけるのです。

ALAと育毛

①

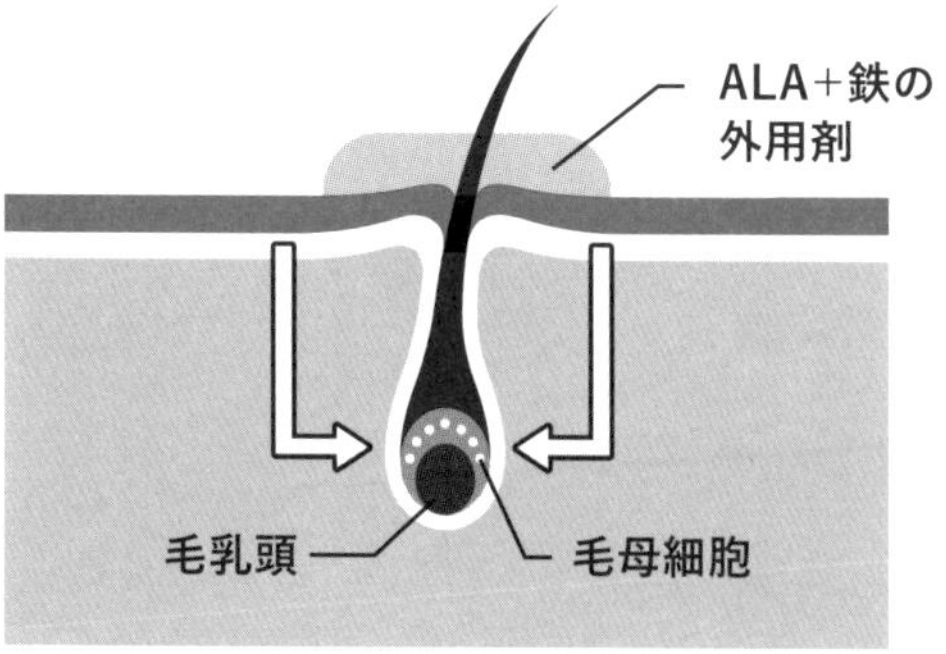

外用剤を頭皮に塗ることでALAが毛母細胞内に取り込まれる。

②

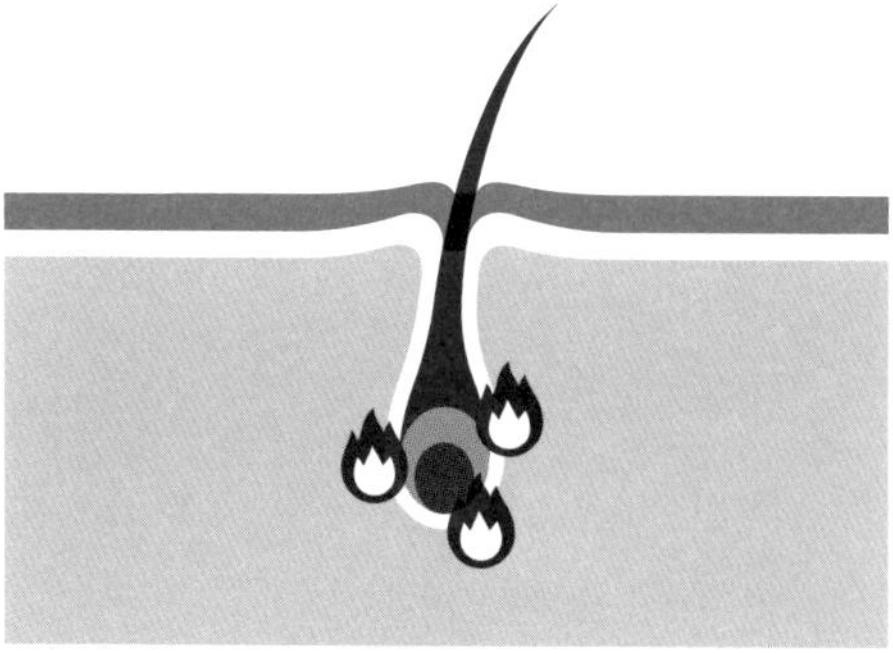

毛母細胞内でATPが増加し、毛母細胞の働きが活発になる。➔ 発毛効果増大

ちなみに、頭皮を清潔に保ち、髪が育ちやすい環境を整えて抜け毛を防ぐのが育毛、毛をつくり出す場所を活性化させて、新しい髪の生成を促すのが発毛です。

したがって、厳密には、ＡＬＡに期待されるのは「発毛」効果だと言えるかもしれません。

20％のＡＬＡと鉄を配合した塗り薬は、発毛剤[※]のミノキシジルと同程度の効果があることが動物実験で明らかになっています。また、副作用が起きにくく、安全性に優れており、男女を問わず使用できます。

残念ながら、ＡＬＡ＋鉄の育毛剤はまだ商品化されていませんが、育毛効果は市販のＡＬＡサプリメントでもある程度は期待できるようです。

手軽に試せるＡＬＡ＋鉄のサプリメント

現在、国内で認可されている男性の薄毛治療の飲み薬には、フィナステリド、デュタステリドがあります。これらの薬を使うには医師の診断が必要ですが、ＡＬＡ＋

※ 商品名「リアップ」。日本で唯一「髪を生やす成分」として厚生労働省に認可されている。

鉄のサプリメントなら、ドラッグストアなどで手軽に入手できるでしょう。

また、フィナステリド、デュタステリドはどちらも男性ホルモンに作用する薬なので女性には使えませんが、ALA－鉄のサプリメントは男女を問わず効果が期待できます。

育毛効果が確かで、女性にも使いやすいALAのサプリメントの需要は、今後もますます高まっていくでしょう。

余談になりますが、ALAの育毛効果を研究する一方で、同時に脱毛に関する研究も行われていました。

20％のALAを配合した塗り薬を塗った箇所に100～200J／㎠の光線を当てると、毛穴の中でALAによってできたプロトポルフィリンⅨと反応して、毛が抜けます。しかし、このALAを使った光線力学療法では、強い痛みや色素沈着の副作用が起きたため、残念ながら実用化はされませんでした。

ALAのサプリメントを飲む場合、通常の量を飲んでいれば毛が抜ける可能性はまずありません。用量・用法をきちんと守って飲むようにしましょう。

ＡＬＡと老化防止

ＡＬＡのアンチエイジング効果の中でも、とくに美容における面をご紹介してきました。

他にもＡＬＡは、老化の進行を食い止める効果があることが報告されています。

この点について掘り下げていきましょう。

老いの兆候――サルコペニアとフレイル

サルコペニア、フレイルという言葉をご存知でしょうか？

平均寿命が延びる中で、「少しでも若さを保ちたい」「健康寿命を延ばしたい」と多くの人がアンチエイジングを試みています。その「妨げ」となるのが、サルコペニアとフレイルです。

サルコペニアは、ギリシャ語で筋肉を表す「sarco（サルコ）」と喪失を表す「penia（ペニア）」を合わせた造語です。加齢や病気によって全身の筋肉量が減少し、そのために筋力が落ちて日常生活が不自由になることを意味します。

一般に、筋肉量は20歳から80歳までに30％減少すると言われています。

高齢者は食事の量が極端に減ることがありますが、栄養が十分に摂れなかったり、運動量が少なくなると、筋肉の量がさらに減り、そのためにさらに動けなくなるという悪循環でサルコペニアが進行します。

サルコペニアかどうかを判定するには、65歳以上で、歩く速度が毎秒80㎝以上かどうか、という基準があります。これは一般道の交差点で横断歩道を青信号の間に渡りきれるくらいの速度です。この基準に満たなければ筋力が低下していると考えていいでしょう。

また、両手の人差し指と親指で輪っかをつくり、利き足ではないほうの足のふくらはぎ（一番太い部分）を挟む「輪っかテスト」でも判定できます。

輪っかがユルユルなら筋肉が痩《や》せていることになり、サルコペニアの可能性が高いと考えられます。

さらに、握力が男性で26kg未満、女性は18kg未満なら、サルコペニアの疑いがあります。ペットボトルのふたを開けるのが大変だと感じるようになったら、握力が低下している証拠かもしれません。

一方、フレイルは「加齢に伴い身体の予備能力が低下し、健康障害を起こしやすくなった状態」で、いわゆる「虚弱」という状態です。

フレイルには、身体的側面、精神的側面、社会的側面があると言われています。身体的側面として、栄養不足、嚥下《えんげ》の力や筋力の低下など。精神的側面では、認知機能の低下、無気力、うつ状態など。社会的側面では、人との交流が減ることによる孤立や孤独などがあり、これらが組み合わさって起きる「高齢による衰弱」がフレイルです。

ちなみに、フレイルという用語はアメリカで用いられている「frailty」がもとになっていますが、日本老年医学会では、日本語訳として「虚弱」を使わずに、あえて「フレイル」という原語のままの表現を採用しました。

「虚弱」というと「もう健康な状態には戻れない」という印象を与えます。そのため、然るべき働きかけをすれば、また健康な状態に戻るというニュアンスを持たせるという意図で「フレイル」が選ばれたということです。

フレイルは別の表現をすれば、介護が必要になる前段階とも言えるでしょう。60〜70代の30％が、健康状態から要介護状態に入る移行期にあたると言われています。

「ここ1年で体重が2〜3kg減った」「とくに何もしていないのに疲れやすくなった」「買い物や集まりに出るのが億劫《おっくう》になった」という人はフレイルかもしれません。

高齢者の活力を取り戻すALA

サルコペニアとフレイルの原因としては、加齢の他に栄養不足、身体活動量の低下、さまざまな疾患の合併などが考えられます。

さらに、サルコペニア（筋力の低下）がフレイル（虚弱）につながるなど、2つの状態はお互いに関連しあっています。

今、この問題をALAで解決しようという研究が進められています。

慶応大学で行われた研究によると、生後100週の高齢のマウスに8週間ALAと鉄分を与え続けたところ、握力、走れる距離、筋肉量、ミトコンドリアの量が増加しました。とくにミトコンドリアの量は、ALA＋鉄を与えなかった群の2倍以上に増えています。

マウスの寿命は大体2年くらいですから、生後100週のマウスはかなりの高齢ですが、生後20週の若いマウスと比較しても、走れる距離、握力、ミトコンドリアの量はほぼ同等に増えるという結果になりました。

この結果から、ALA＋鉄がミトコンドリアの量を増やすと同時に、その働きを活性化し、サルコペニアを改善することが明らかになりました。

また、信州大学では、高齢者に実際にALA＋鉄を摂取し、運動してもらう研究を行いました。

ALAとサルコペニア

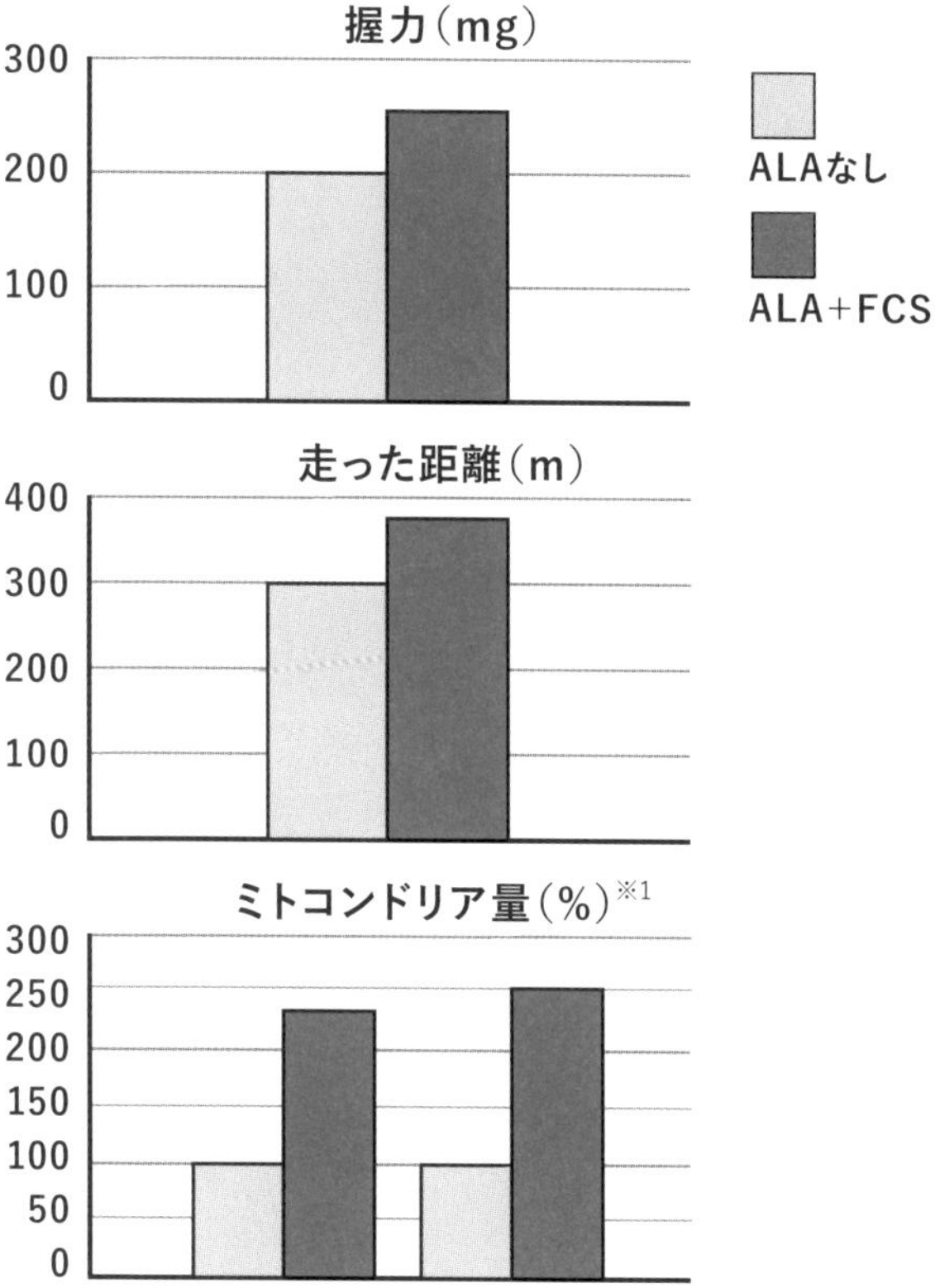

8週間、ALAとFCS※2を投与したマウス（生後100週）を調べたところ、握力、筋肉量などが増加するという結果が得られた。

※1 ALAなしを100%とした場合の増加率
※2 クエン酸第一鉄ナトリウム

※インターバル速歩トレーニングを実践していた65歳前後の女性10人を2つのグループに分け、12カ月以上、試験食またはプラセボを摂取してもらうという実験です。どちらのグループにも自転車を漕ぐ運動をしてもらったところ、ALAを摂取したグループは酸素消費量と二酸化炭素排出量が減少し、血中乳酸値の上昇が抑制されました。

筋肉の疲労は「乳酸」が溜まることによって発生しますが、ALAを飲んで血中乳酸値を抑えられたということは、疲れづらくなって持続力が上がったことを意味します。

また、少ない酸素量で炭酸ガスを出すので、運動効率が上がると考えられます。

被験者はもともと運動をしていた高齢者ですが、それでもALAの摂取によって疲労が軽減されたことは明らかです。そう考えると、ALAがサルコペニアやフレイルの予防につながることが期待できるのではないでしょうか。

要介護状態にならずに「ピンピンコロリ」で亡くなることを、多くの人は望んでいます。しかし、現実的にはそううまくはいかず、入退院を繰り返すうちに寝たき

※ 早歩きとゆっくり歩きを交互に数分間ずつ行う運動

りになり、高齢者施設に入るケースも少なくないでしょう。

寿命そのものを延ばすことは今の医学では困難です。

しかし、ミトコンドリアの働きを活性化すれば、健康寿命を延ばすことは不可能ではありません。それを実現するのがＡＬＡなのです。

たとえ要介護になっても、寝たきりになる前に踏みとどまることができれば、ヘルパーさんの手を借りながらでも、施設に入らずに何とか日常生活を送れます。

高齢者ご本人だけでなく、ご家族にとっても、ＡＬＡで寝たきりを防ぎ、健康寿命を延ばすことが長寿大国日本の理想の形と言えるのではないでしょうか。

認知症は日本の大問題

高齢化が加速する日本社会において、今、一番の問題と言えば認知症でしょう。

認知症というのは物忘れが多いというひとつの症状で、正式な病名ではありません。この症状を引き起こす原因は多発性脳梗塞、慢性硬膜下血腫、正常脳圧水頭症、脳外傷、加齢など多数ありますが、この中で最も多いのは、アルツハイマー型認知症（以下アルツハイマー病）です。

アルツハイマー病は、脳細胞が壊れたり脳の神経伝達物質が少なくなったりして、脳の一部が萎縮することによって起きる病気で、認知症全体の約52％を占めています。現在のところ、特効薬や根本的な治療法はなく、完治が難しい病気のひとつとされています。

ＯＥＣＤ（経済協力開発機構）加盟国35カ国の中で、日本は人口における認知症患者の割合が最も多いというデータがあります（ＯＥＣＤ『図表でみる医療２０１７』）。

日本の認知症有病率は2・33％で、ＯＥＣＤ全体の平均値である1・48％を上回っていますが、これはやはり日本が長寿大国だからでしょう。

高齢化が進む日本では、アルツハイマー病の予防や治療は切実な問題なのです。

ＡＬＡはその有効性が最も期待されている物質で、現在、さまざまな機関で研究が進められています。

アルツハイマーとはどんな病気なのか

そもそもアルツハイマー病とは、どんな病気なのでしょう?

アルツハイマー病は「物忘れ」から始まる場合が多く、今までの生活でできていた事柄が少しずつできなくなっていきます。

新しいことが記憶できない、少し前のことが思い出せないといった症状が特徴的ですが、軽い症状なら、加齢に伴って誰にでもある程度は見られる現象でしょう。

しかし、症状が進行すると、物を盗られる妄想や徘徊などの症状が出るほか、日付や昼夜の区別、今いる場所や家族の顔などがわからなくなります。

さらに判断力や理解力が落ちて、「食事をつくる」「おつりを計算する」「トイレに行く」などの日常的な行動ができなくなります。

また、アルツハイマー病は1日や2日で発症する病気ではありません。少なくとも10～20年といった長期間で進行する病気だと言われています。

アルツハイマー病の発症、進行の原因については諸説ありますが、有力視されている説のひとつが「アミロイドカスケード仮説」です。

この説によると、アルツハイマー病は、脳内にアミロイドβというたんぱく質が溜まるところから始まります。溜まったアミロイドβは脳の神経細胞の外側にくっついて、アミロイド斑（老人斑）というものをつくります。これにより、神経細胞の内部で「タウ」というたんぱく質が生まれます。このタウたんぱくが化学変化を起こして固まると、その神経細胞が死滅し、認知症の症状が現れるのです。

アミロイドβは健康な人の脳にも存在していますが、通常は「ゴミ」として短期間で分解されて排出されるため、脳内には残りません。ところが排出されずに蓄積されると、先に述べたような結果となるのです。

アミロイドβの蓄積から神経細胞の死滅までがドミノ倒しのように進行するとしたら、最初の物質であるアミロイドβができるのを防げばいいのではないか――。

実際、そうした発想から多くの認知症薬の開発が行われてきましたし、ＡＬＡの研究もまた、このロジックに従って行われています。

アルツハイマー病はなぜ起きる?

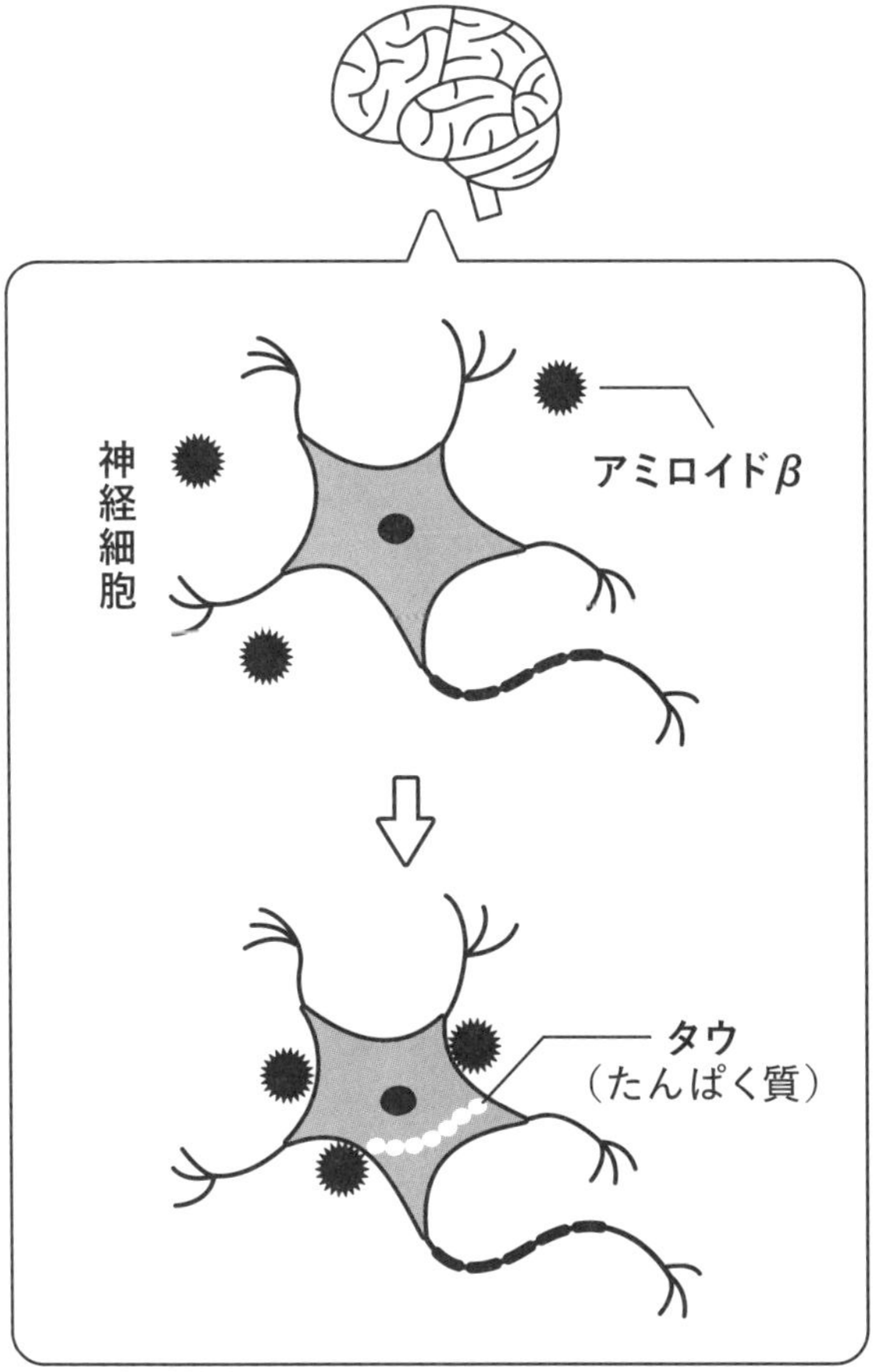

脳内に蓄積されたアミロイドβが神経細胞にくっつくとタウというたんぱく質が生まれる。このタウが固まると神経細胞が死滅する。

ＡＬＡは根本治療につながるか

北海道大学で行われたマウスの実験では、ＡＬＡを投与したマウスと投与しなかったマウスの脳を比較すると、ＡＬＡを投与したマウスはアミロイドβの合成が抑えられていることがわかりました。

つまり、ドミノ倒しの起点である最初の物質の蓄積を防げたということです。

これが人間で実現できれば、認知症の根本的な治療につながるでしょう。

現状では、アルツハイマー病を発症したマウスの認知症を改善するまでには至っておらず、投与する量やタイミングなどにまだ課題が残されています。

他の治療薬の研究・開発も、これまで長きにわたって行われてきましたが、病気を劇的に改善するものはまだつくられていません。

ところが、最近、この分野であるニュースが報じられました。

２０２１年６月に、アメリカのＦＤＡ（食品医薬品局）で「アデュカヌマブ」という薬がスピード承認されて話題になったのです。

これはアミロイドβを攻撃する抗体を患者さんに注射し、アミロイドβを抗原として認識させると、脳内のアミロイドβが異物として認識されるしくみを利用してアミロイド斑を分解するという薬です。

現在、アデュカヌマブはアルツハイマーの初期であれば効果があるという見方が強いのですが、では、「初期」とは一体いつなのか、という点については議論が続いており、答えが出ていません。

今ある認知症の薬はどれも進行を遅らせるもので、根本的な治療の可能性があるものはアデュカヌマブが世界初です。しかし、アメリカではスピード承認を疑問視する声もあり、今後どうなるかが注目されています。

最近は、アミロイドカスケード仮説から離れて、遺伝子や異型たんぱく質の蓄積、炎症や感染症など別の角度からのアプローチを試みる研究者もいるようです。

アミロイドカスケード仮説が正しいかどうかにかかわらず、ＡＬＡはアミロイドβを「つくらせない」効果があるという事実は変わりません。したがって、ＡＬＡが新薬開発に道を拓く可能性はいまだ残されているでしょう。

ＡＬＡと生活習慣病

現代人の多くは生活習慣病に悩まされています。

生活習慣病は運動不足や食生活の乱れが主な原因ですが、健康診断などで異常を指摘されても、すぐに生活の見直しに着手できる人は少数でしょう。

実は、激しい運動や食生活の制限をしなくても、ＡＬＡのサプリを飲むことによって、生活習慣病を改善できるのではないかという研究が進められています。

そこで、代表的な生活習慣病である「肥満（内臓脂肪型）」「糖尿病」について、ＡＬＡがどのような効果をもたらすのか、まとめました。

内臓脂肪は万病の原因

男女を問わず、肥満は現代人にとって深い悩みの種です。みなさんの中にも、ダイエットに挑戦したのにどうしても続かず挫折してしまった……という方がいるでしょう。

一般に、ダイエットには運動と食事制限が欠かせません。「〇〇を食べる（飲む）だけ」で痩せるというのは、医学的にはあり得ないと言われてきました。

しかし、ひょっとすると、そんなあり得ない話がＡＬＡで実現できるかもしれません。

人間の脂肪は、皮下脂肪と内臓脂肪の２つに大きく分けることができます。

このうち、糖尿病や高血圧、心臓病、脳卒中、動脈硬化などを引き起こす原因として問題視されているのが内臓脂肪（脂質代謝異常症）です。

内臓脂肪とは、文字通り内臓のまわりに溜まる脂肪のことで、ポッコリお腹の人は内臓脂肪が溜まっていると考えられます。

一般的に、皮下脂肪と内臓脂肪では、内臓脂肪のほうが落ちやすいと言われています。

皮下脂肪は体温維持などに必要なのでなかなか落ちませんが、内臓脂肪は運動を続けることによって、皮下脂肪より先に落ちていくでしょう。

ＡＬＡで脂肪が燃焼する⁉

運動をしなくても、ＡＬＡと鉄を摂取するだけで内臓脂肪が減っていくという複数のデータがあります。

東京工業大学の小倉俊一郎准教授らは、マウスを使った実験でミトコンドリアの重要な酵素シトクロムＣオキシダーゼが活性化されることから、ＡＬＡ＋鉄がエネルギー代謝を活発にし、肥満に有効に働くのではないかと推測しました。繰り返し述べてきた、ＡＬＡ＋鉄がヘムになり、ヘムがシトクロムを生み出すというサイクルです。

この研究を受けて、元京都府立大学の木戸康博教授らは、ＡＬＡ＋鉄と内臓脂肪の蓄積に関する研究を開始しました。

それによると、ＡＬＡ＋鉄を投与したマウスでは、ＡＬＡの量に比例して内臓脂肪が減少することが明らかになったのです。ちなみにこのとき、マウスの体重と食べる量は変化しませんでした。

これは、ＡＬＡによってミトコンドリアが活性化されて、脂肪がエネルギーに変わりやすくなったからだと考えられます。

通常、人間の体は糖をエネルギーにして活動していますが、糖が十分にないときには脂肪を燃やしてエネルギーをつくります。ＡＬＡ＋鉄が脂肪を燃焼しやすくするのでしょう。

また、この実験では、安静時の酸素消費量が増加し、体温を上昇させるＵＣＰの量が多くなりました。ＵＣＰとはミトコンドリアの内膜に存在するたんぱく質で、体の熱を生み出す役割を果たしている物質です。

動物が冬眠するときには、ＵＣＰが脂肪を消費して熱をつくり、正常な生理機能を働かせます。そのため、ＵＣＰは、肥満を解消する物質として注目されているのです。

実験によると、マウスにＡＬＡ＋鉄を投与した後、90分から１５０分にかけて酸素消費量が上昇しました。また、それに連動するように、投与後１２０分から１５０分にかけて体温が上昇することが確認されています。

この結果から、ＡＬＡ＋鉄を服用したことで、マウスの基礎代謝が上がり、脂肪が燃焼しやすくなったのだと推測できます。

この仮説を裏付けるために、健康な男性９名を対象に、ＡＬＡで基礎代謝が上がるかどうかを調べる試験が行われました。

ＡＬＡを含まないプラセボを投与したグループとＡＬＡ＋鉄を投与したグループで酸素消費量と体温を測定したところ、ＡＬＡ＋鉄の摂取で酸素消費量が１・４倍、体温上昇率が１・３倍となり、基礎代謝が上昇することが確認されたのです。

糖尿病と合併症

糖尿病も、生活習慣病のひとつです。

ALAと代謝異常

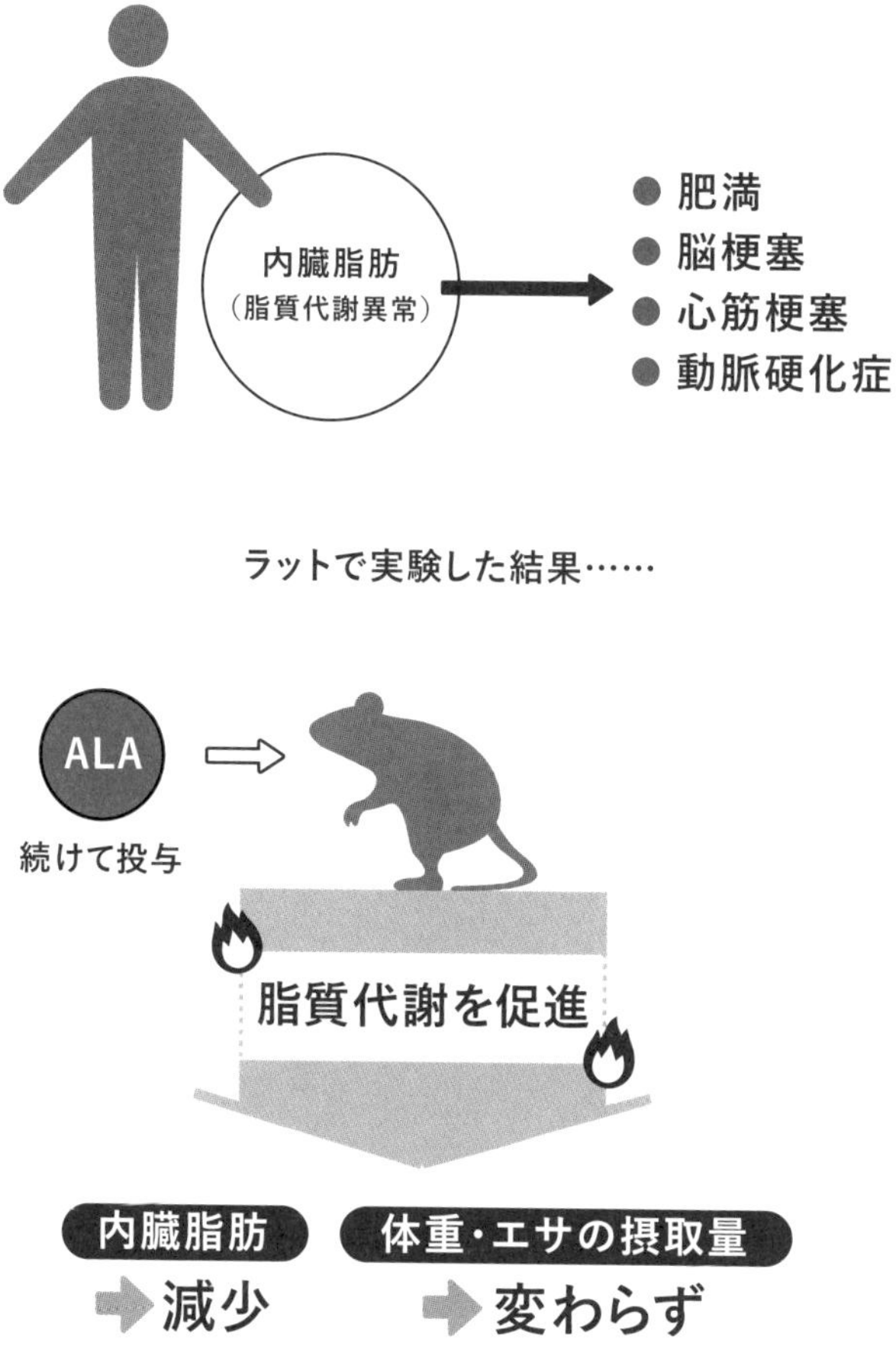

ALAは脂質代謝異常や肥満の予防にも効果がありそうだということがわかった。

2019年の時点で、世界の糖尿病患者は4億6300万人に上っていましたが、2030年までに5億7800万人に増えると予測されています。

日本国内だけでも、糖尿病とその予備軍（境界型糖尿病）とみなされる人は2050万人いると言われており、これは人口の約6分の1にあたります。

糖尿病は血液中の糖の濃度（血糖値）が高くなる病気です。

通常は、すい臓のβ細胞から出るインスリンというホルモンが血糖値を抑えてくれるのですが、何らかの事情でうまく働かないために血糖値が上昇してしまうのです。

糖尿病は、大きく2つのタイプに分類されます。すい臓からインスリンがほとんど出なくなる1型糖尿病と、生活習慣などが関係して発症する2型糖尿病です。

1型糖尿病の多くは子どものときに発症し、インスリンを注射で補う治療が必要になります。一方、2型糖尿病は成人になってから発症することが多く、左図のように、インスリンが少なくなるタイプと、インスリンは分泌されるのに効果が弱くなるために血糖値が下がらないタイプに分けられます。

2型糖尿病のしくみ

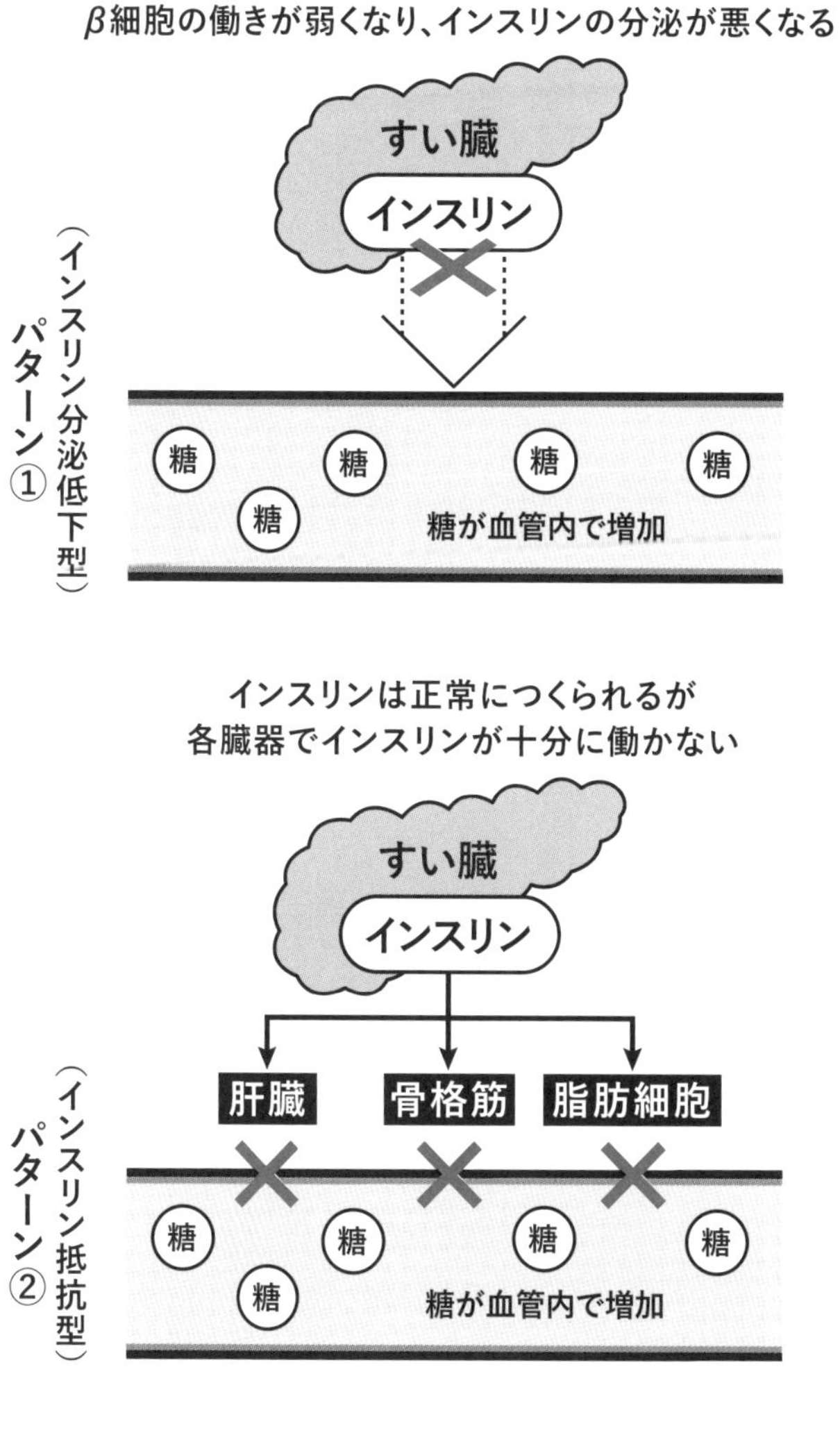

β細胞の働きが弱くなり、インスリンの分泌が悪くなる
すい臓
インスリン
糖
糖が血管内で増加
（インスリン分泌低下型）
パターン①
インスリンは正常につくられるが
各臓器でインスリンが十分に働かない
すい臓
インスリン
肝臓
骨格筋
脂肪細胞
糖
糖が血管内で増加
（インスリン抵抗型）
パターン②

糖尿病自体が怖いのはもちろんですが、それ以上に厄介なのが「合併症」でしょう。血糖値が高い状態が続いていると、自覚症状がなくても見えないところで合併症が進行します。最悪の場合は血管に変化が起こり、網膜の血管が詰まって失明したり、足の血管が詰まって、潰瘍《かいよう》や壊疽《えそ》を起こして足を切断することにもなりかねません。腎臓の機能が悪化して、人工透析が必要になるような深刻な合併症が起きるケースもあります。

また、糖尿病の人は、正常な人に比べて心臓病や脳卒中になるリスクが3・5倍に跳ね上がると言われています。白血球など免疫に関わる細胞の機能が低下するため、感染症にかかりやすくなることも大きな特徴です。

患者さんの多くがサルコペニアを併発すると言われていますから、高齢者ほど糖尿病にならないように予防を徹底すべきでしょう。

ALAが血糖値を下げるしくみ

ＡＬＡは鉄と併せて摂取することによって、糖尿病の患者さんの血糖値を下げる効果があると考えられています（効果があるのは2型糖尿病）。

糖尿病のように体内の糖分が慢性的に高い状態になると、ＡＬＡの合成が抑えられてミトコンドリアの働きが悪くなります。その結果、ＡＴＰがつくられなくなり、エネルギーが不足してますます糖が代謝されなくなる（糖尿病がひどくなる）という悪循環に陥ります。そこで不足しているＡＬＡを外から補うと、ミトコンドリアの働きが活発になります。その結果、糖の代謝が上がり、血糖値が下がっていく……というのが、糖尿病で期待されるＡＬＡの働きです。

糖尿病の診断は、次の4項目を組み合わせて行われます。

①過去1～2カ月の血糖値の平均的な指標（ＨｂＡ１ｃ）
②早朝空腹時血糖値（8～10時間以上絶食した状態での血糖値）
③糖負荷試験（空腹時にブドウ糖を飲んで測定した血糖値）
④普段の血糖値（食事の時間とは無関係に測定した血糖値）

これらの基準をひとつでもオーバーしている人は、境界型（糖尿病予備軍）です。そして、1～6カ月の間に検査を繰り返し、2～3項目以上でオーバーした状態が続くと、糖尿病と診断されます。

マウスを用いた実験では、ＡＬＡ＋鉄を投与することで、食後の血糖値と血糖値の平均値（ＨｂＡ1ｃ）が改善されました。また、境界型と言われる軽度の血糖値上昇がある患者さんでも、これらの値が下がる効果が確認されました。

では、なぜ、ＡＬＡ＋鉄によって血糖値が下がるのでしょうか？

ＡＬＡ＋鉄は、すい臓のβ細胞にあるミトコンドリアを元気にします。それによって、β細胞でインスリンをつくる機能が強化され、血糖値が下がるのです。

もうひとつ、別の理由もあります。ＡＬＡ＋鉄を取り込むことによって、各細胞のミトコンドリアでＡＴＰが増産されます。このＡＴＰはインスリンが糖を代謝するときのエネルギーとして補給されます。これによってインスリンが効率的に使われることになり、血糖値が下がるのです。

なお、現在糖尿病の治療中の方には注意してほしいことがあります。

ＡＬＡ＋鉄のサプリメントを飲めば、インスリンやその他の糖尿病の薬が必要なくなるわけではありません。ＡＬＡを摂取したからといって、医師から処方されている薬を減らす（止める）ことはしないでください。

血流低下時に脳細胞を保護するＡＬＡ

生活習慣病のひとつに「脳卒中」があります。脳卒中は、脳梗塞、脳出血、クモ膜下出血など、脳血管の異常で起こる病気ですが、とくに脳梗塞の分野でＡＬＡが効果を発揮することがわかりました。脳梗塞とは、脳の血管が詰まって酸素や栄養が供給されなくなり、体にさまざまな障害が発生する症状のことです。

ヒトの組織は血流が少なくなると損傷を受けます。とくに脳はデリケートな器官なので、他の組織よりも大きなダメージを受けます。

脳梗塞に陥ると、血流が完全にゼロになる部分と、不十分ながら血流が保たれている部分ができますが、治療にあたっては、後者をいかに守るかが重要になってきます。

また、脳の手術では、一時的に脳の血流を止めて行うことがあります。

たとえば、脳動脈瘤《のうどうみゃくりゅう》の手術などでは、一時的に血流を止めて動脈瘤を処理した後に血流を再開させることがあります。このときも、脳梗塞にならないように十分な注意を払わなければいけません。

ＡＬＡは脳梗塞の範囲を小さくする

立命館大学の肱岡雅宣氏らの研究では、脳が血流不足に陥っても、ＡＬＡを摂取することによって、脳の細胞が保護されることがわかりました。

実験では、脳の血流を止めて人為的に脳梗塞を起こしたマウスにＡＬＡ＋鉄を与えて、その効果を調べました。結果は、ＡＬＡ＋鉄を与えたマウスと与えなかった

ALAと脳梗塞

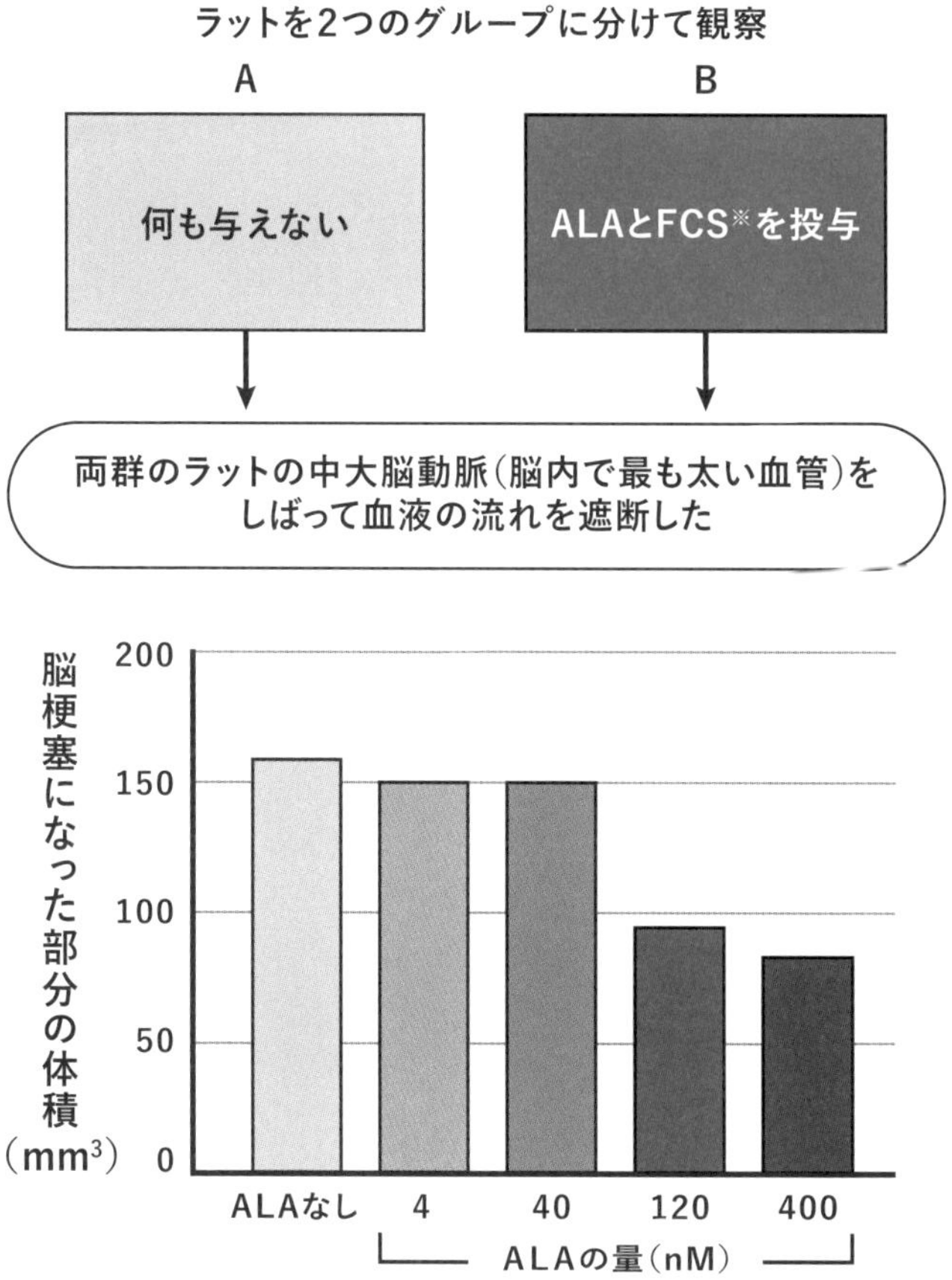

体内のALAの量が多ければ多いほど脳梗塞になった部分の体積も少なくなっている。

※クエン酸第一鉄ナトリウム

マウスとでは、脳梗塞が起きる範囲に大きな差が見られるというものでした。

ＡＬＡなしのマウスのグループでは、最大で脳の断面の半分程度に梗塞が起きていたのに対して、ＡＬＡ＋鉄を投与したマウスのグループでは、梗塞が起きる範囲が明らかに小さくなっていたのです。

この実験では、ＡＬＡ＋鉄を与える量を４ｎＭ（ナノモーラー）、40ｎＭ、１２０ｎＭ、４００ｎＭの４段階で調べていますが、投与したＡＬＡ＋鉄の量が多いほど、梗塞を起こす領域が少なくなることもわかりました。

また、ＡＬＡ＋鉄を４００ｎＭ投与したグループとＡＬＡの投与なしのグループを比較したところ、前者は梗塞を起こした脳の体積が、ＡＬＡの投与なしのグループのほぼ半分でした。このことから、ＡＬＡ＋鉄には血管が詰まったり血流が少なくなったりした状態でも脳を守る働きがあることがわかったのです。

コラム３

ＡＬＡは虫刺されにも効く!?

私の知人のある女性は、蚊に刺されると刺された場所が真っ赤に腫《は》れあがってしまうという悩みを持っていました。

あるとき刺された腕を見せてもらったのですが、赤みが広範囲に広がっており、とても気の毒でした。女性は「夏になると、蚊に刺されるから花火もキャンプも行きたくない。これでは人生の楽しみが半減してしまう」「皮膚科に行ってもなかなか治らない」と話していました。

私はそのとき、ＡＬＡがアレルギーに効くかもしれないという噂を聞いていたので、試しにＡＬＡと鉄・亜鉛の合剤を飲んでみるように勧めました。

すると、次の日には腫れもかゆみもきれいに消えたのです。

それどころか、数年来悩んでいたという手の甲の湿疹も消えていました。

後日、このことをＡＬＡの研究者に話したところ、「それは、ＡＬＡというより亜鉛の効果のほうが大きいかもしれませんね」と言われました。

そもそも亜鉛は、皮膚を正常に保つために大切な役割を果たしている元素です。

体内の亜鉛は、約20％が皮膚に存在し、そのうちの70％が表皮に含まれていると言われ、皮膚の安定性、免疫機構の保持、細胞の形成を助ける働きをします。

また、亜鉛は「ＳＯＤ」という重要な酵素の生産にも関わっています。

あまり、聞き慣れない言葉かもしれません。

ＳＯＤとは、体内で過剰になった活性酸素を取り除く酵素で、抗酸化物質（酸化を防ぐ物質）とも言われています。

ＳＯＤは、もともと人間の体内でつくられ、ミトコンドリアの中にある酵素ですが、20歳をピークにどんどん量が減っていきます。そして、40歳を過ぎるあたりから生産能力が急激に低くなるのです。

虫刺されに悩んでいた女性も皮膚の免疫機構が弱く、ＳＯＤの生産量が落ちていたため、アレルギー反応が強く出て、蚊に刺された場所が真っ赤に腫れあがってしまったのでしょう。そこに亜鉛が追加されたことで、ＳＯＤの生産が回復し、アレルギー反応が抑えられたのではないかと推測できました。

さらに、ＡＬＡと鉄の作用からヘムやエネルギーが増産されたことで、ミトコンドリアの機能が活発になり、皮膚の症状が劇的に良くなったというわけです。

現在、亜鉛はアトピー性皮膚炎の治療に大きな成果を上げています。また、抗アレルギー剤として、免疫抑制剤の効果があることも確認されています。

件の女性はＡＬＡ＋鉄＋亜鉛が虫刺されに効いたことに気をよくして、その後もことあるごとに服用しているということでした。

毎年、インフルエンザワクチンを摂取した後は、蚊に刺されたときと同じように腕が腫れあがっていたのに、ＡＬＡと鉄、亜鉛を飲んだら効果覿面《てきめん》だったとか。

ちなみに、現在、ＡＬＡを使った化粧品が発売されて話題になっています。
この化粧品をかかとの角質に塗ると、それだけでゴワつきがきれいに消えるそうです。
ＡＬＡは女性が肌を美しく保つための強い味方と言えるかもしれません。

第4章

広がるALAの可能性

ＡＬＡの研究が進む分野
パーキンソン病／マラリア／ミトコンドリア病など

ここまで、がん、糖尿病、脳梗塞など、さまざまな病気へのＡＬＡの活用例を見てきました。これらは、ＡＬＡの可能性を示すほんの一例にすぎません。

本章では、現在、研究が進められているその他のケースをご紹介しましょう。

高齢者が多く発症するパーキンソン病

今、ＡＬＡをパーキンソン病の治療に役立てようという研究が進められています。

まずはパーキンソン病について、簡単にご説明しましょう。

パーキンソン病は、脳の伝達物質である「ドーパミン」が減少する病気です。

ドーパミンは快楽物質とも言われ、快感や達成感、感動などをもたらすほか、やる気や意欲を高めて幸福感をアップさせます。

通常、ドーパミンは中脳の「黒質」という部分にあるドーパミン細胞でつくられます。ここでつくられたドーパミンは、大脳の線条体、大脳皮質を経由して、体の各部分に運動の指令を出します。

ところが、パーキンソン病になると、ドーパミンの生産量が減るので、大脳皮質にうまく指令を出すことができません。その結果、体にさまざまな症状が出ます。なぜドーパミン細胞が急激に減っていくのかは、まだ詳しく解明されていません。パーキンソン病は高齢になるほど発症しやすくなります。

現在、日本には15万人以上の患者さんがいますが、60歳以上における有病率は、人口１００人あたり１人と高い割合です。

映画「バック・トゥ・ザ・フューチャー」シリーズで主演を務めたマイケル・Ｊ・フォックスも29歳のときに若年性パーキンソン病と診断され、一時期、芸能界から引退しました（現在は復帰して活躍中）。人気俳優の引退は大きなニュースになりましたから、記憶に残っている人も多いでしょう。

ちなみに、2016年に亡くなったボクサーで元世界ヘビー級チャンピオンのモハメド・アリも、パーキンソン病患者の1人でした。30年以上も闘病生活を送り、晩年もその症状に苦しめられたと言われています。

パーキンソン病の4つの症状

では、パーキンソン病になると、どんな症状が現れるのでしょうか？
パーキンソン病は、主に次のような特徴があります。

・手足が震える

震えはパーキンソン病の代表的な症状です。静止時には手足が小刻みに震えますが、何かをするために手足を動かすと震えは止まります。

・動きが鈍くなる

日常生活の動作が緩慢になり、素早く動くことができません。
歩行時には歩幅が小さくなり、前屈みになって歩く速度も遅くなります。

・筋肉がこわばる

全身の筋肉がこわばって硬くなり、スムーズに動けなくなります。手足の関節を曲げ伸ばししたときに、機械仕掛けの人形のようにカクカクした動きが見られます。

・バランスが取れなくなる

症状が進行すると、体を軽く押されても姿勢を立て直せず、転びやすくなります。

他にも、瞬きが減って顔の表情の変化が乏しくなる、声が小さくなるなどの身体面での変化に加え、不眠やうつなど、精神面に影響が出ることもあります。
症状は何年もかけてゆっくりと進行していくので、早期に治療を開始することが重要でしょう。治療が早ければ、それだけ進行を遅らせることができます。

残念ながら、パーキンソン病の根本的な治療法はまだ見つかっていません。

そのため、現在の治療法では、できるだけ進行を遅らせる方針が取られています。基本的な治療は、不足しているドーパミンの投与です。

現在、京都大学では、iPS細胞（人工多能性幹細胞）を利用した研究を進めています。この方法が認可されれば、パーキンソン病に苦しむ多くの患者さんにとって朗報となるでしょう。

ALAがもたらしたドーパミン細胞の活性化

こうしたなか、ALAを使ったパーキンソン病の治療法の研究がいくつかの大学で始まっています。いずれもドーパミン細胞のミトコンドリアに機能障害が起きているのではないか、という仮説にもとづく研究です。

島根大学を中心にした研究では、パーキンソン病の患者さん10人に対し、ALAと鉄を合わせた薬を飲ませるグループと、プラセボ（偽薬）を飲ませるグループとに分けて特別臨床研究を行いました。

　すると、プラセボのグループは、開始前と6カ月後でパーキンソン病の状態を示すスコアにほとんど変化が見られなかったのに対し、ＡＬＡ＋鉄の薬を飲んだグループでは、運動能力の改善が認められました。

　この結果から、ＡＬＡ＋鉄が黒質神経細胞内のミトコンドリアを活性化させ、ＡＴＰを増やしたのではないかと考えられています。

　現在、特別臨床研究の最終段階で、パーキンソン病の症状が改善されたというデータも出ています。順調にいけば、近い将来、ＡＬＡを使った治療法が厚生労働省の認可を受けられるかもしれません。

日本でも猛威を奮ったマラリア

　マラリアの治療も、ＡＬＡが大きな成果を上げている分野のひとつです。

　マラリアとは、「マラリア原虫」という寄生虫を持った蚊（ハマダラ蚊）に刺されることで感染する病気です。

マラリア原虫は、蚊が血を吸うときにヒトの体内に侵入します。そして、侵入から45分〜1時間程度で肝臓に到達し、潜伏。その後、増殖して肝臓から放出され、赤血球を破壊します。

感染者はこのときに高熱を発し、貧血や脾臓《ひぞう》肥大、腎不全などを起こしますが、適切な治療を受けなければ死に至ります。

マラリアというと熱帯地域の感染症というイメージがありますが、かつては日本でも大流行したことがありました。

太平洋戦争末期に、沖縄県の八重山諸島で住民が感染し、3600人以上が亡くなったという痛ましい歴史も残されています。

戦後も全国的に流行しましたが、治療薬が普及したことに加え、さらにいくつかの感染症対策が講じられたことで、日本での感染は1960年代に終息しました。

しかし、現在の日本でも、海外に渡航していた人が感染するケースもあり、年間100人程度の感染例が報告されています。

ALAを使った抗マラリア薬

現在、キニーネやアルテミシンといった治療薬がありますが、薬剤の抵抗性を獲得したマラリア原虫も存在するため、これらの薬も十分な効果があるとは言えません。また、これらの治療薬は副作用が強いので、予防や治療に使用することが難しいとされています。

ＷＨＯの報告では、東南アジアやアフリカ南部を中心に、世界で年間3億人が発症、60～70万人が死亡しており、確実に有効な治療薬の開発が待たれています。

ここに登場したのがＡＬＡを使った抗マラリア薬です。

東京大学の生物医化学研究室では、杏林大学の寄生虫学研究室とともにマラリア原虫の独特のポルフィリン代謝に注目し、ＡＬＡを使用した抗マラリア薬の研究を行いました。

マウスによる実験では、蚊から侵入するマラリア原虫の増殖を抑制しただけでなく、治癒したマウスが再感染に１００％抵抗性を示すことを突き止めました。

100％抵抗性を示すということは、免疫ができてワクチンの代わりにもなるということです。

ＡＬＡを使った抗マラリア薬の作用は2つのメカニズムで説明されています。

まず、マラリアに罹患した患者にＡＬＡ＋鉄を投与すると、ヘムが大量につくられます。ヘモグロビンなどのたんぱく質にならないヘムは活性酸素を出すため、これによってマラリア原虫が死滅します。また、ＡＬＡ＋鉄の投与によってマラリア原虫にプロトポルフィリンⅨやヘムなどの物質が蓄積されると、マラリア原虫のグアニン四重鎖に結合してマラリア原虫の増殖を防ぐのです。

従来の治療薬は高額なので、東南アジアやアフリカなどの貧しい国では、なかなか手が出ませんでした。その点、ＡＬＡを使った新薬なら、大量生産によって価格を抑えることができます。さらに、副作用も少ないので安全性の面でも優れています。

今後、ＡＬＡによる新しい治療薬が実用化されれば、マラリア治療のスタンダードになるかもしれません。

マラリアとALA

マラリアの症状

- 39℃以上の発熱
- 頭痛
- 体のだるさ
- 下痢
- 嘔吐など

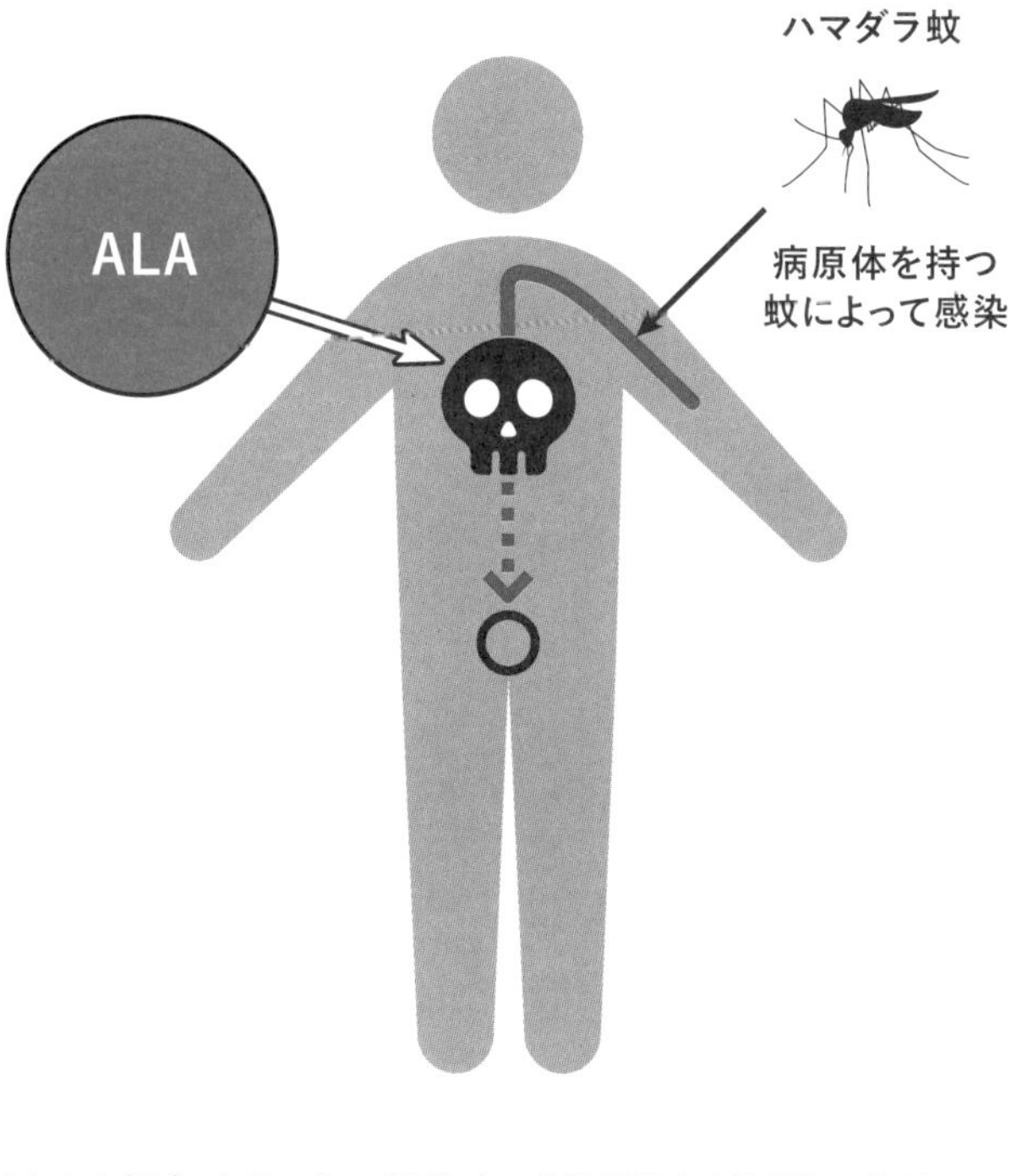

ALAを投与することで細胞内の活性酸素が活発になり、マラリアの毒素が解毒される。

難病「ミトコンドリア病」治療への応用

ミトコンドリア病とは、細胞内のミトコンドリアの働きが低下することで起きる病気で、５０００人に１人が発症する難病と言われています。しかし、ミトコンドリアの障害が軽微で症状の軽い患者さんは多数にのぼると見られています。

症状はミトコンドリアの機能が低下する場所によって異なるので一概には言えませんが、筋肉周辺であれば筋肉が動かなくなりますし、脳の神経細胞の近くであれば、知能障害や運動失調などが起きます。

今のところ、ミトコンドリア病には根本的な治療法がありません。そのため、対症療法が主となりますが、最近、ＡＬＡが治療に有効であるという研究結果が報告されました。

千葉県のこども病院と埼玉医科大学による研究では、マウスにＡＬＡ１００mg／kgと鉄１５７mg／kgを投与した後、ふくらはぎの筋肉を採取してＡＴＰを測定しました。その結果、投与したグループでは、何も与えなかったグループと比べて、Ａ

ＴＰの生産量が10倍になっていたのです。

また、患者さんの細胞をＡＬＡ＋鉄を含む環境で培養したところ、酸素消費量もＡＴＰの生産量も増加していました。加えて、ミトコンドリアのＤＮＡのコピー数が増加していることもわかりました。

これらの研究から、ＡＬＡ＋鉄がミトコンドリアの機能を改善させ、ＡＴＰの生産を増やすことが明らかになったのです。

ＡＬＡを使ったミトコンドリア病の治療は、現在進められている研究分野の中では、保険適用に最も近い位置にあると見られています。もし認可されれば、ミトコンドリア病の患者さんにとっては福音となることでしょう。

がんの温熱療法と超音波力学療法

がん細胞は正常な細胞に比べて熱に弱く、温度を43℃以上に上げると急速に死滅します。この性質を利用して、がん細胞だけを43℃に温めてがんを治療するのが「温熱療法」です。ＡＬＡを服用してからこの治療を受けると、がん細胞を死滅させる力が増強されます。

また、「超音波力学療法」というがん治療も研究が進められています。

これは名前の通り「超音波」によってがん細胞を死滅させる治療法ですが、やはりＡＬＡを服用することによって、効果が高くなるようです。

超音波力学療法の研究は、鳥取大学農学部の大崎智弘准教授らが動物のがんで実践しており、効果が確認されています。人間のがんへの応用が期待されています。

抗がん剤の副作用

高知大学の井上啓史教授らによって、ＡＬＡには抗がん剤の副作用を軽減する効果があることが示されました。

「シスプラチン」という抗がん剤は、腎障害や吐き気、難聴や耳鳴り、しゃっくりなどの副作用が出るため、使い方が難しい薬剤です。とくに腎障害は重い症状に発展する可能性があります。

このシスプラチンを投与するときに、ＡＬＡを併せて服用すると、副作用が軽減されるという研究結果が出ました。

ＡＬＡが細胞内に取り込まれると、「ＨＯ－１」という抗酸化物質が誘導されます。この物質によって、シスプラチンの腎障害が予防されることがわかりました。

放射線治療の増感剤

産業医科大学の山本教授らによって、少量のＡＬＡで放射線の効果を上げる研究が行われています。

現在はまだ動物を使った臨床実験の段階ですが、ＡＬＡを投与することによって、がん細胞を死滅させる力が増強されることがわかりました。

効果が高くなるしくみはまだ解明されていませんが、活性酸素が関係していることを示す研究報告があります。

これにより、同じ放射線量でより効果のある治療が可能になるのではないか、と期待が集まっています。人間のがんへの応用が待たれています。

虚血再灌流障害・移植手術

多くの臓器は、血液が途絶えることによって損傷を受けます。

しかし、その後、治療によって血液が再び流れても、別の理由で新たに障害が起こります。血流が再開したことによって毛細血管に毒素が発生し、そのために組織が死んでしまうのです。これを「再灌流障害」※と言います。

実際には、脳梗塞や心筋梗塞で血流が途絶えた後、手術で血流が再開したにもかかわらず、脳や心臓に障害が起きてしまう事例が報告されています。

この障害がALAと鉄の投与によって予防・軽減されることがわかってきました。

これと同じ問題は、臓器移植のときにも起こります。

心臓移植や腎移植で、移植のために臓器を摘出すると、血液は完全に止まってし

※ 原因は不明だが、活性酸素が関係しているのではないかと言われている。

まいます。移植完了後に血液を再び流しても、ここでも再灌流障害が起こります。国立成育医療研究センター移植免疫研究室の藤野真之氏らの研究で行われたラットの心臓移植では、ＡＬＡと鉄の投与によって再灌流障害が予防・軽減されることが実証されました。

ＡＬＡは新型コロナウイルスの特効薬になるか

２０１９年に中国湖北省武漢市で発生した新型コロナウイルスは、短期間で全世界に広がりました。世界保健機関（ＷＨＯ）は、このウイルスを「ＣＯＶＩＤ－19」と名付けました。

ＡＬＡには、この新型コロナウイルスの感染を抑える効果があるのではないかと考えられています。

COVID-19の恐怖

コロナウイルスにはさまざまな種類があり、過去に感染パニックが起きたＳＡＲＳ[※1]やＭＥＲＳ[※2]も、その一種。ＣＯＶＩＤ－19は、新しいタイプのコロナウイルスと

※1 2002年に中国広東省から広まった感染症。日本語では「重症急性呼吸器症候群」と呼ばれる。38°C以上の発熱、咳、息切れ、呼吸困難などの症状がある。

※2 2012年に初めて確認されたウイルス性の感染症。サウジアラビアやアラブ首長国連邦など中東地域で広く発生したため、日本語では「中東呼吸器症候群」と呼ばれている。

いうことで「新型コロナウイルス」と呼ばれています。

感染者の症状は、無症状から軽症〜重症とさまざまですが、一般にはのどの痛み、乾いた咳《せき》、高熱、倦怠感、頭痛などが挙げられ、味覚や嗅覚が失われるケースも多くあります。

とくに注意が必要なのが、高血圧、糖尿病、心疾患などの基礎疾患のある場合で、動脈の酸素量低下を伴う重症肺炎を起こして死に至ることさえあります。

２０２１年９月現在、世界の感染者数は２億人超。死者は４５０万人以上で、いまだ終息の兆しはありません。

ヒントはマラリアの研究から

長崎大学の研究グループは、新型コロナウイルスに感染した人の細胞にＡＬＡを投与したところ、一定量以上でウイルスの増殖を１００％抑制できることを確認しました。

新型コロナウイルスの遺伝子配列の中には、「グアニン四重鎖」[※]と呼ばれる構造があり、マラリアにも同じものがたくさんあります。

これまでの研究では、このグアニン四重鎖とALAの組み合わせがマラリアの感染抑制に関係しているのではないか、という結論にたどり着いていました。

それならこの組み合わせが、同じ感染症である新型コロナウイルスにも効くのではないか――。そうした仮説をもとに、2020年の5月に研究がスタートしたのです。

ALAがウイルスを遠ざける4つの効果

長崎大学のグループは、他の研究グループから発表された複数の論文の内容を根拠に、ALAの新型コロナウイルスに対する効果として、次の4つを挙げています。

①細胞とウイルスの結合を防ぐ

※ グアニンは「核酸」を構成する塩基のひとつ。これが4つ並んだ構造。

新型コロナウイルスの表面には、「スパイクたんぱく質」と呼ばれるたくさんの突起があります（↓195ページ）。

ヒトへの感染は、スパイクたんぱく質が細胞の受容体と結合することによって発生します。

ところが、あらかじめALAを服用しておくと、ALAから生成されたヘムやプロトポルフィリンがスパイクたんぱく質の表面をふさいでしまいます。これにより、ウイルスが細胞の受容体に結合することができず、感染を防ぐ可能性が高くなると考えられています。

②ウイルスの増殖を抑える

ウイルスが細胞の受容体を通過しても、ウイルスのグアニン四重鎖にヘムやプロトポルフィリンが結合します。これによって、ウイルスの増殖を抑制できると考えられています。

③「免疫の暴走」を抑える

ALAからヘムが生まれると、それを分解する酵素が誘導されます。この酵素には抗炎症作用があるので、重症患者に起こりがちな「免疫の暴走（サイトカインストーム）[※]」の抑制が期待されます。

④後遺症の進行をくいとめる

新型コロナウイルスは、深刻な後遺症が残る場合があります。肺機能に炎症が残った場合も、ALAには抗炎症作用があるので、炎症の進行と炎症そのものを抑えることが期待できます。

現在、研究グループでは、いくつかの病院と提携して、軽症と中等症のコロナ患者さんにALAを投与する臨床研究を行っています。この研究が進めば、4つの効果がさらに詳しく解明されるようになるでしょう。

※ 高血圧や糖尿病など基礎疾患がある人が新型コロナウイルスに感染すると、免疫機能が制御できなくなって、全身に炎症を引き起こし、重症化する現象のこと。

ALAは新型コロナウイルスの感染を抑える?

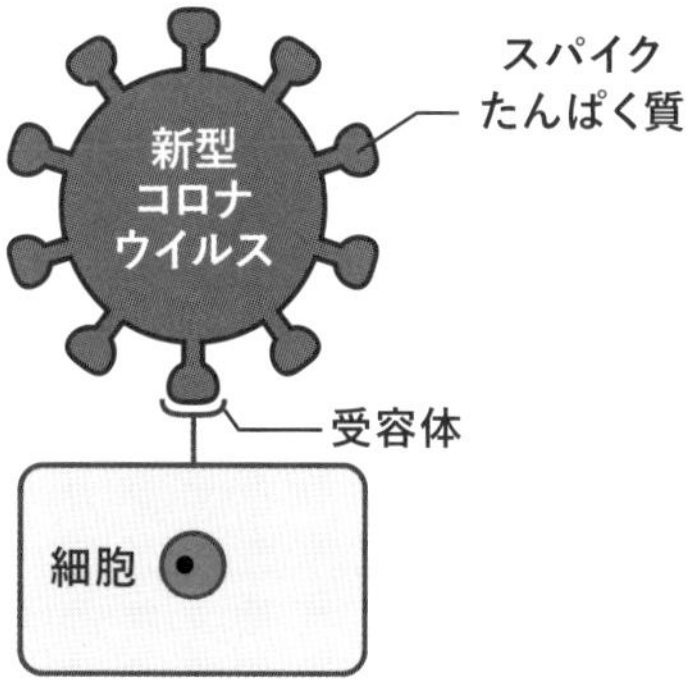

新型コロナウイルスの表面にあるスパイクたんぱく質が細胞の受容体と結合すると感染する。

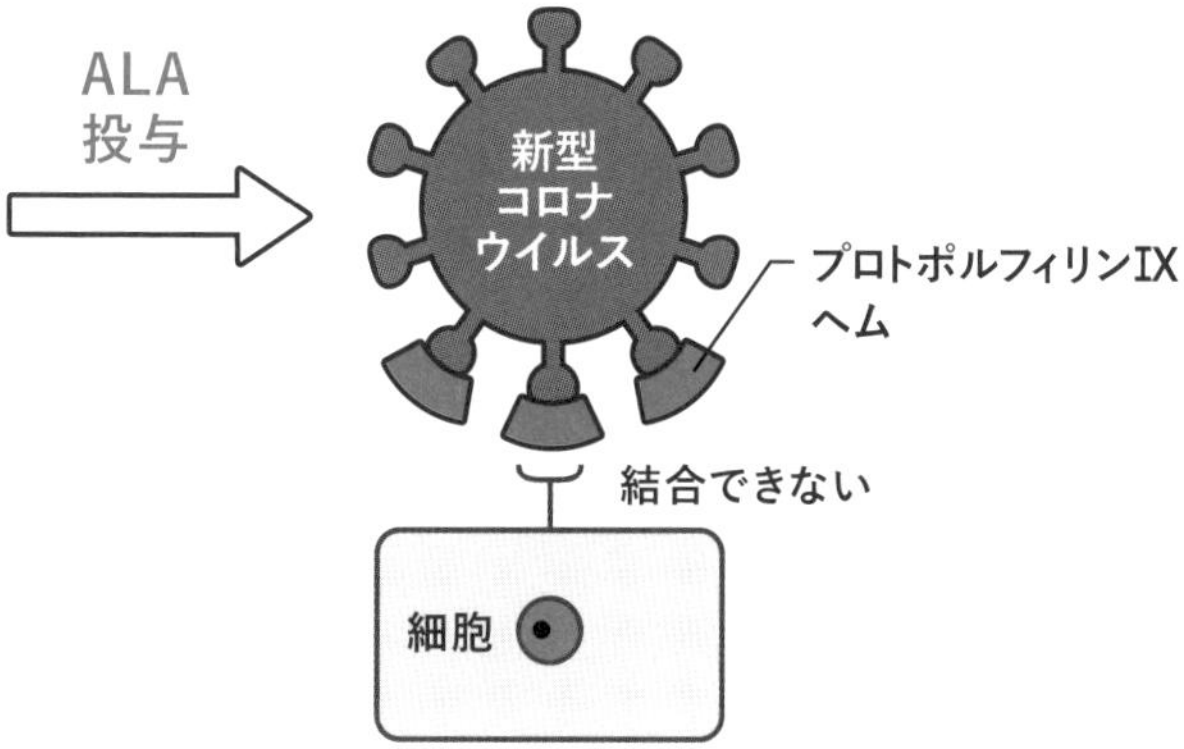

ALAから生成されたプロトポルフィリンIXやヘムがスパイクたんぱく質の表面をカバーし、細胞とウイルスの結合を防ぐ。

基礎疾患がある人の重症化を防ぐ

半蔵門胃腸クリニック（東京・千代田区）では、新型コロナウイルスに感染して重症化した患者さんにＡＬＡ＋鉄を投与したところ、症状を軽減できる結果が得られました。

前述のように、新型コロナウイルスで亡くなる方の多くは、基礎疾患を抱えています。ヘビースモーカーの人がかかりやすいＣＯＰＤ（慢性閉塞性肺疾患）という病気も、いわゆる基礎疾患のひとつですが、この疾患を持つ方が新型コロナウイルスに感染すると、慢性肺炎を起こすため、十分な酸素を体内に取り込むことができません。そのため、亡くなるケースが多いと報告されています。これは、肺の機能が悪くなると、いくら吸入しても酸素が体内に入らなくなるからです。実際、パルスオキシメーター（体内の酸素濃度を測る機械）を使うと、健康な人では95％以上の酸素濃度になるのに、肺炎を患った人は95％未満という数値になります。

クリニックでは、新型コロナウイルスに感染してＣＯＰＤが疑われる重症患者6

名、COPDではないが重症の患者（酸素吸入が必要）と呼吸困難のない軽症の患者19名、合計25名に対して、最大許容量のALA＋鉄を3〜7日間投与しました。その後、さらに低容量のALAを2〜3週間投与して、それぞれの患者さんの症状と経過、副作用などを調べました。

その結果、患者さんの中に高齢者が含まれていたにもかかわらず、全員の症状が改善され、「免疫の暴走」に陥ることもありませんでした。

また、標準的な治療だけを受けた患者さんよりも、ALA＋鉄を投与された患者さんのほうが、短い期間で回復したと報告※されています。

さらに、どの患者さんにも重篤な副作用は認められませんでした。

ALA＋鉄がウイルスの増殖を抑える

健康な状態でALA＋鉄を飲むと、細胞に抗酸化物質HO－1ができます。この物質にはRNAウイルス（コロナウイルスを含むウイルス群）の複製を抑制する働

※ この結果は「ランダム化比較試験」によるものではない。

きがあることが知られています。

それなら、新型コロナウイルスに感染した後でも、ＡＬＡ＋鉄によってＨＯ－１が誘導され、ウイルスの増殖が抑えられるのではないか。治療は、この仮説をもとに行われました。その結果、ＡＬＡ＋鉄の服用が症状の悪化を防ぐ傾向があることがわかったのです。

ＡＬＡをどれだけ投与すればいいのか、どのタイミングで取り込めばいいのかについては、現在もまだ研究が続けられています。したがって、ＡＬＡを使った治療薬がすぐに実用化されるわけではありません。

しかし、ＡＬＡは新型コロナウイルスだけでなく、他のウイルスの感染防止にも有効であると考えられています。ＡＬＡを使った治療薬が認可されれば、感染症対策の心強い味方になることは間違いないでしょう。

おわりに

最後までお読みいただき、ありがとうございます。

本書は、北海道医療新聞に「アミノレブリン酸の不思議な魅力」というタイトルで連載した記事（全12回）に、新しい内容を加えて1冊にまとめたものです。

私がALAに出合ってから、すでに27年が経ちました。

この間に、光線力学医療はすでに市民権を得るまでになりました。

とくに悪性脳腫瘍と膀胱がんでのALAを使った診断は、保険診療も許可され、今では多くの施設で日常的に利用されています。臨床研究をしていた頃のことを思えば、隔世の感があります。

しかしALAによる治療については、いまだ道半ばと言わざるを得ません。

本書でご紹介したようにALAの可能性は非常に多岐にわたり、信頼性のあるデータが豊富にあります。世の中に広く啓発されれば、多くの方にサプリとして利用されるだけでなく、いずれはさまざまな疾病に有効な医薬品として認可されることと思います。その日が来るまで、私はＡＬＡの研究と普及に努めていきます。

最後になりましたが、私たちの治療を受けに来てくださった患者さんたち、これまで、また現在も、さまざまな形で協力してくださった多くの方々、また、本書の出版を強く勧めてくださったＳＢＩホールディングス代表取締役社長の北尾吉孝氏、執筆・構成に関する面で助けていただいた大畠利恵さん、そして若い頃から優しくも厳しい戦友のように、ずっとそばで私を支えてくれた妻、良子に心より感謝いたします。

金子貞男

https://www.jstage.jst.go.jp/article/jscc1971b/27/4/27_202/_pdf/-char/ja
https://www.amed.go.jp/news/release_20210114.html
https://www.bri.niigata-u.ac.jp/research/result/001528.html
https://parkinson-smile.net/symptom/p4.html
https://www.glycoforum.gr.jp/article/04A9J.html
https://www.nips.ac.jp/release/2021/03/post_433.html
https://www.nanbyou.or.jp/entry/194
https://genetics.qlife.jp/news/20200501-j004
https://www.juntendo.ac.jp/co-core/research/okazaki.html
https://www.amed.go.jp/news/release_20210212.html
https://dbmedj.org/manual/chapter/ch4-4/index.html
https://www.jstage.jst.go.jp/article/kyushuneurop/58/2/58_77/_pdf
https://www.lysolife.jp/about/summary.html
https://www.malarianomore.jp/malaria
https://www.tv-tokyo.co.jp/plus/business/entry/2020/022275.html
http://www.pestcontrol-tokyo.jp/img/pub/071r/071-04.pdf
https://www.jcpa.or.jp/qa/a5_14.html
https://atm.eisai.co.jp/ntd/malaria.html
http://www.biken.osaka-u.ac.jp/achievement/research/2019/128
https://www.jstage.jst.go.jp/article/yakushi/140/7/140_19-00255-1/_pdf
https://www.jba.or.jp/web_file/210113_seminar_report.pdf
https://look.satv.co.jp/_ct/17417451
https://www.tokyoheadline.com/559707/
https://www.gifu-u.ac.jp/about/publication/press/20181129-5.pdf
https://www.jsho.jp/index.php?option=com_content&view=category&layout=blog&id
=25&Itemid=24
https://www.nodai.ac.jp/research/teacher-column/0315/
https://www.kochi-u.ac.jp/kms/CPDM/docs/archive/nenpo/cpdm-nenpo-2020.pdf

参考URL

《第 1 章》

https://www.sbipharma.co.jp/5-alabo/5-alabo-3/

《第 2 章》

https://www.matsuihsp.or.jp/images_mt/141%E5%8F%B7.pdf
http://shochou-kaigi.org/interview/interview_50/
http://repository.nihon-u.ac.jp/xmlui/bitstream/handle/11263/460/Matsue-Yasuyoshi-3.pdf?sequence=3&isAllowed=y
http://www.med.keio.ac.jp/gcoe-stemcell/treatise/2012/20121218_04.html
https://www.jstage.jst.go.jp/article/neurooncology/25/3/25_13/_pdf/-char/en
https://www.med.nagoya-u.ac.jp/obgy/research/tumor/placenta/images/koukaijoho.pdf
https://www.nhk.or.jp/kenko/atc_572.html

《第 3 章》

https://www.jpn-geriat-soc.or.jp/press_seminar/report/seminar_02_04.html
http://www.mcw-forum.or.jp/image_report/DL/20170216-1.pdf
https://www.meti.go.jp/press/2019/09/20190926007/20190926007-2.pdf
http://www.iuk.ac.jp/~itoh/point2.htm
http://www.ilcjapan.org/aging/doc/genki100.pdf
https://patients.eisai.jp/kanshikkan-support/exercise/sarcopenia-check.html
https://www.minnanokaigo.com/news/kaigogaku/no385/
https://bio.nikkeibp.co.jp/atcl/column/16/100400036/061400015/
https://www.asahi.com/articles/ASP6B73THP6BULFA00G.html
https://www.hmp.or.jp/medical/amyloid-pet/

《第 4 章》

https://www.asahi.com/relife/article/13224840
https://healthcare.ds-pharma.jp/disease/parkinson/guide/cause.html
https://www.amed.go.jp/news/release_20210716.html
https://square.umin.ac.jp/neuroinf/medical/502.html
https://www.nmp.co.jp/public/pk/index.html
https://agmc.hyogo.jp/nanbyo/ncurable_disease/disease02.html
https://www.amed.go.jp/pr/2018_seikasyu_04-03.html

・北潔　“抗マラリア薬としての5-アミノレブリン酸”「5-アミのレブリン酸の科学と医学応用」東京化学同人　P162～167 2015
・C. Omori, etc. “Facilitation of brain mitochondrial activity by 5-aminolevulinic acid in a mouse model of Alzheimer's disease” Nutritional Neuroscience 2016
・K. Matsuo, etc.“5-aminolevulinic acid inhibits oxidative stress and ameliorates autistic-like behaviors in prenatal valproic acid-exposed rats” Neuropharmacology 168　107975　2020
・J. Hou, etc. “5-Aminolevulinic acid with ferrous iron induces permanent cardiac allograft acceptance in mice via induction of regulatory cells” Journal of Heart and Lung Transplantation Vol.34（2）254-363　2015
・藤野真之ほか　“虚血再灌流での効果”「5-アミノレブリン酸の科学と医学応用」 東京化学同人　P168～175　2015
・J. Hou,. etc.”5-Aminolevulinic acid combined with ferrous iron induces carbon monoxide generation in mouse kidneys and protects from renal ischemia-reperfusion injury” May.14 2013
・山口拓也ほか　“パーキンソン病への臨床効果”「5-アミノレブリン酸の科学と医学応用」 東京化学同人　P179～182　2015
・M. Hijioka “Neuroprotective effects of 5-aminolevulinic acid against in rat models of Parkinson's disease and stroke” Journal of Pharmacological Sciences 144 183e18746　2020
・H. Sakarai, etc “5-Aminolevulinic acid inhibit SARS-Co-2 in vitro” Biochemical and Biophysical Research Communications Vol.545（19）P203～207　2021
・掛谷和敏 ほか“Covid-19 患者に対するヘムオキシナーゼ1の誘導剤であるアミノレブリン酸と第一クエン酸ナトリウム併用療法の安全性、忍容性及び有効性について” The Open COVID Journal
・山本淳考　“放射線療法の増感”「5-アミノレブリン酸の科学と医学応用」 東京化学同人　P113～116　2015
・大崎智弘ほか　“超音波力学療法・温熱療法”「5-アミノレブリン酸の科学と医学応用」 東京化学同人　P117～123　2015
・Y.Terada, etc “5-aminolevurinic acid protect against cisplatin-induced nephrotoxicity without compromising the anticancer efficiency of cisplatin in rats in vitro and in vivo” PLOS ONE　Vol.8（12）80850 2013

・N. Yamashita, Etc. "Safety test of a supplement, 5-aminolevulinic acid phosphate with sodium ferrous citrate, in diabetic patients treated with oral hypoglycemic agents" Functional Foods in Health and Disease 4 (9) P415 ~ 428 2014
・F Al-Saber, etc. "The Safety and Tolerability of 5-Aminolevulinic Acid Phosphate with Sodium Ferrous Citrate in Patients with Type 2 Diabetes Mellitus in Bahrain" Journal of Diabetes Research Vol.9 P1 ~ 10 2016
・S. Saito, etc. "5-ALA deficiency causes impaired glucose tolerance and insulin resistance coincident with an attenuation of mitochondrial function in aged mice" PLOS ONE Vol.13 (1) 189593 2018
・U. Ota,etc. "5-aminolevulinic acid combined with ferrous ion reduces adiposity and improves glucose tolerance in diet-induced obese mice via enhancing mitochondrial function" Pharmacology and Toxicology 2017
・木戸康博ほか "脂質異常症の治療と予防 - エネルギー及び脂質代謝を中心として"「5-アミノレブリン酸の科学と医学応用」東京化学同人 P139 ~ 143 2015
・島村康弘ほか "ALAはラットの内臓脂肪蓄積を抑制する" 日本栄養・食糧学会近畿支部大会公演集 49巻 P32 2010
・C. Fujii, etc. "Treatment of sarcopenia and glucose intolerance through mitochondrial activation by 5-aminolevulinic acid" Scientific Reports 7 (1) 4013 2017
・M. Ishizuka "Effect of 5-Aminolevulinic Acid on Hair Growth" edited by Ichiro Okura and Tohru Tanaka "Aminolevulinic Acid -Science, Technology and application" Tokyo institute of Technology Press P90 ~ 100 2011
・坪内利江子 "皮膚に対する影響"「5-アミノレブリン酸の科学と医学応用」東京化学同人 P156 ~ 161 2015
・R.Tsubouti "Aminolevulinic Acid in Aesthetic Usage" edited by Ichiro Okura and Tohru Tanaka "Aminolevulinic Acid -Science, Technology and application" Tokyo institute of Technology Press P101 ~ 107 2011
・大竹明ほか "ミトコンドリア病の治療と予防"「5-アミノレブリン酸の科学と医学応用」東京化学同人 P135 ~ 138 2015
・K. Sofou.etc "A multicenter study on Leigh syndrome: disease course and predictors of survival" Orphanet Journal of Rare Disease. Vol.9 (52) 2014
・T. G. Smith "Inactivation of Plasmodium falciparumby Photodynamic Excitation of Heme-Cycle Intermediates Derived from 5-aminolevulinic Acid" Downloaded from https://academic.oup.com/jid/article/190/1/184/2191655
・K. Komatsuya, etc. "Synergy of ferrous ion on 5-aminolevulinic acid-mediated growth inhibition of Plasmodium falciparum" The Journal of Biochemistry vol.154 (6) P501-504 2013

・S.Schipmann “Combination of ALA-induced fluorescence-guided resection and intraoperative open photodynamic therapy for recurrent glioblastoma: case series on a promising dual strategy for local tumor control” J Neurosurg. 2020 Jan 24:1-11. doi: 10.3171 11.JNS192443. Epub ahead of print. PMID: 31978877. 2019
・金子貞男 “脳腫瘍の診断と治療”「5-アミノレブリン酸の科学と医学応用」東京化学同人 P35 ~ 44 2015
・W.Stummer, etc “Long-sustaining response in a patient with non-resectable, distant recurrence of glioblastoma multiforme treated interstitial photodynamic therapy using ALA: case report” Journal of Neuro-Oncology. Vol. 87（103）P103-109 2008
・田中徹ほか“5-アミノレブリン酸を利用したがんの診断と治療”「5-アミノレブリン酸の科学と医学応用」東京化学同人 P 31 ~ 34 2015
・K.Inoue, etc “Comparison between intravesicale and administration of 5ALA in clinical benefit of photodynamic diagnosis of no muscle invasive bladder cancer” Cancer Vol. 118（4） P1062 ~ 1074 2012
・井上啓史ほか “膀胱がんの診断と治療”「5-アミノレブリン酸の科学と医学応用」東京化学同人発行 P50 ~ 54 2015
・水野美香ほか “子宮頸がんの治療”「5-アミノレブリン酸の科学と医学応用」東京化学同人 P59 ~ 63 2015
・秋田洋一ほか “皮膚がんの診断と治療”「5-アミノレブリン酸の科学と医学応用」東京化学同人 P45 ~ 49 2015
・Y. Matsumoto, etc. “Topical 5-aminolevulinic Acid-based Photodynamic Therapy for the Treatment of Skin Cancer” edited by Ichiro Okura and Tohru Tanaka Aminolevulinic Acid –Science, Technology and application “ Tokyo institute of Technology Press P147~157 2011
・K. Ottolino-Peery, etc“Intraoperative fluorescence imaging with aminolevulinic acid detect grossly occult breast cabver : a phase Ⅱ study randomized control trial” Breast Cancer Research 23 Article number :72 2021
・M. Ishizuka, etc “Porphyrin in urine after administration of 5-ALA as a potential tumor maker” Photodiagnosis and Photodynamic Therapy Vol. 8（4）. P328 ~ 331 2011
・Y.Kitajima, etc “Mechanistic study of PpXI accumulation using the JFCR39 cell panel revealed o role for dynamin 2-mediated exocytosis” Scientific Report Vol.9（1） 8666 2019
・B.L. Rodriguez, etc. “Use of the Dietary Supplement 5-Aminiolevulinic Acid（5-ALA） and Its Relationship with Glucose Levels and Hemoglobin A1C among Individuals with Prediabetes” Clin Trans Sci; Vol.5 P314 ~ 320 2012
・F.Higashikawa “5-aminolevulinic acid, a precursor of heme, reduces both fasting and post prandial glucose levels in mildly hyperglycemic subjects” Nutrition 29 P1030 ~ 1036 2013

参考文献

・小倉俊一郎 “5アミノレブリン酸・ポルフィリンの生命科学”「5-アミノレブリン酸の科学と医学応用」東京化学同人 P3～8 2015
・中島元夫 “ヘム生合成原料である5-アミのレブリン酸の基礎科学とさまざまな疾患の診断と治療、予防への応用”アミノ酸研究 11巻2号 P55～63 2017
・高橋究 “生命の根源物質5-アミのレブリン酸(ALA)の多彩な応用”砂漠研究 28巻2号 P66～72 2018
・北尾吉孝ほか『ALAが創る未来：生命の根源物質でバイオと医療・健康に貢献する』 PHP研究所 2020
・J.R. PATERNITI.JR, etc."Delta-Aminolevulinic Acid Synthetase: Regulation of Activity in Various Tissues of the Aging Rat" ARCHIVES OF BIOCHEMISTRY AND BIOPHYSICS Vol. 191 (2) P792～797 1978
・H.Atamna. etc." Heme deficiency may be a factor in the mitochondrial and neuronal decay of aging" PNAS Vol. 99 No. 23 Nov.12, P14807~14812. 2002
・S. Masuki,etc. "Impact of 5-aminolevulinic acid with iron supplementation on exercise efficiency and home-based walking training achievement in older women" J Appl Physiol 120 P87～96 2016
・渡辺圭太郎 “植物，農業分野での利用”「5-アミノレブリン酸の科学と医学応用」東京化学同人 P185～189 2015
・宮城節子 “畜産・水産分野での利用”「5-アミノレブリン酸の科学と医学応用」東京化学同人 P190～194 2015
・A. Muranyi, etc. "Application of Aminolevulinic Acid in Agrilcultural field and Animal Industrial Field" edited by Ichiro Okura and Tohru Tanaka "Aminolevulinic Acid –Science, Technology and application" Tokyo institute of Technology Press P44~53 2011
・田中徹ほか“臨床試験に基づいた5-アミノレブリン酸リン酸塩含有機能性表示食品の開発”生物工学 第95巻9号 2017
・田中徹 “神様からの宿題”生物工学 第97巻4号 2019
・金子貞男 “ALAに誘導されるPPXIを利用した悪性グリオーマの術中光線力学診断”脳神経外科 29巻11号 P1019～1931 2001
・Kaneko Sadahiro "Fluorescence-Based Measurement of Real-Time Kinetics of Protoporphyrin IX After 5-Aminolevulinic Acid Administration in Human In Situ Malignant Gliomas" Neurosurgery. Oct 1; 85（4）P739~746 2019
・S.Kaneko "Photodynamic Applications（PDD,PDT）Using acid in Neurosurgery" edited by Ichiro Okura and Tohru Tanaka Aminolevulinic Acid –Science, Technology and application, Tokyo institute of Technology Press P120～140 2011

金子貞男（かねこ・さだお）
札幌禎心会病院 脳腫瘍研究所所長
脳神経外科学会専門医、脳神経外科指導医、脳卒中専門医。
茨城県生まれ。1970年、北海道大学医学部卒業。1979年、アメリカ・オハイオ州立大学に留学。その後、北海道大学医学部脳神経外科講師、岩見沢市立総合病院脳神経外科医長、同院副院長、岩見沢市立高等看護学院学院長などを歴任し、2003年、特定医療法人柏葉脳神経外科病院院長、2007年理事長・院長に就任。2020年から現職。
著書に『脳の「がん」に挑む3つの新技術：悪性脳腫瘍治療のための光線力学療法』（ポリッシュワーク）、『機能性アミノ酸5-アミノレブリン酸の科学と医学応用――がんの診断・治療を中心に』（東京化学同人　共著）、『ALA(アラ)が創る未来「生命の根源物質」でバイオと医療・健康に貢献する』（PHP研究所　共著）などがある。

編集協力／大畠利恵

122 ～ 139ページ監修：坪内利江子（銀座スキンクリニック院長）

奇跡《きせき》の物質《ぶっしつ》　ALA《アラ》の医療革命《いりょうかくめい》

2021 年 11 月 30 日　初版第 1 刷発行

著者　金子貞男《かねこさだお》
発行者　小川　淳
発行所　SB クリエイティブ株式会社
〒106-0032
東京都港区六本木2-4-5
TEL：03-5549-1201（営業部）

装丁・DTP　Isshiki（八木麻祐子）
印刷・製本　株式会社シナノ パブリッシング プレス

ISBN 978-4-8156-1253-5